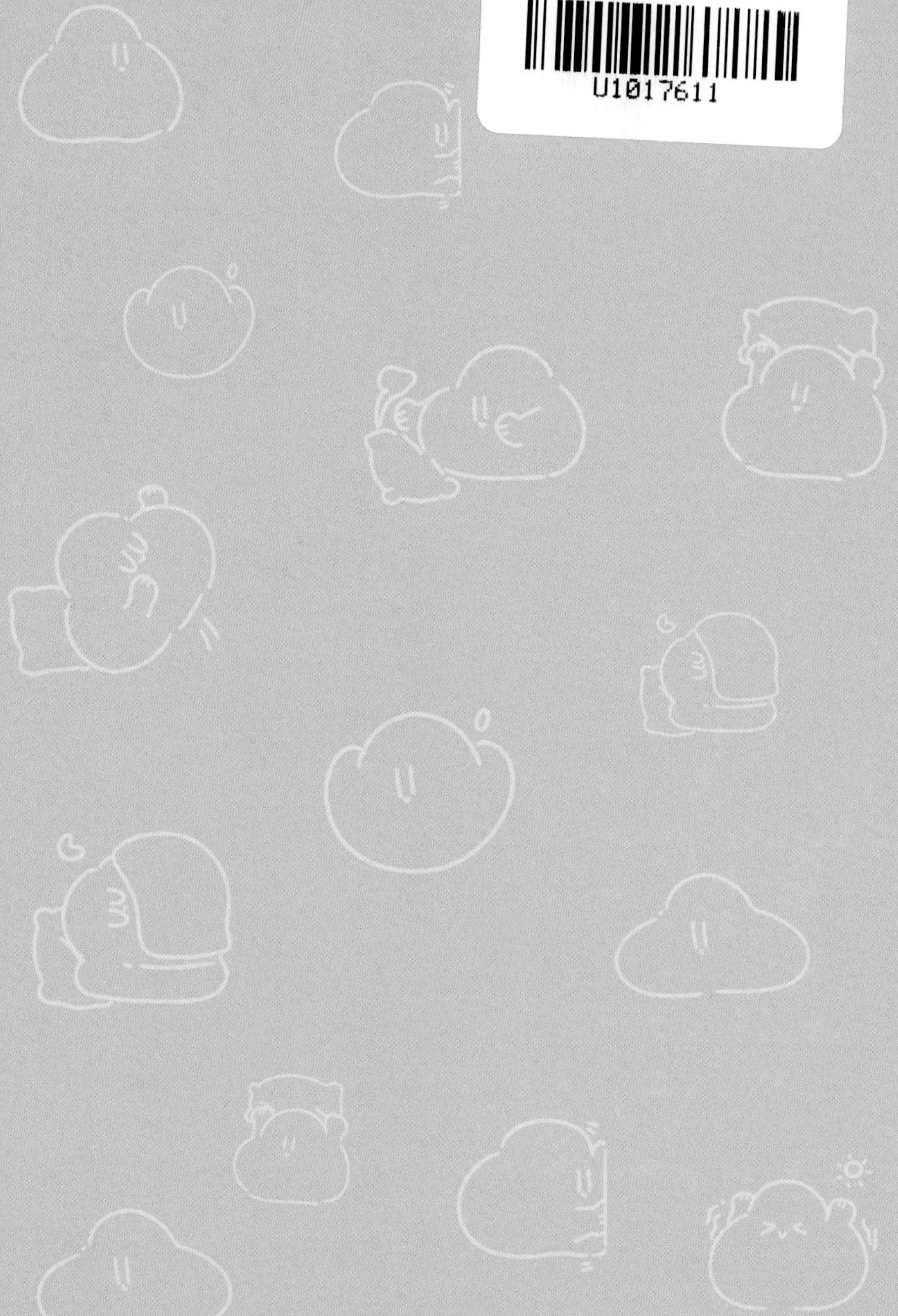

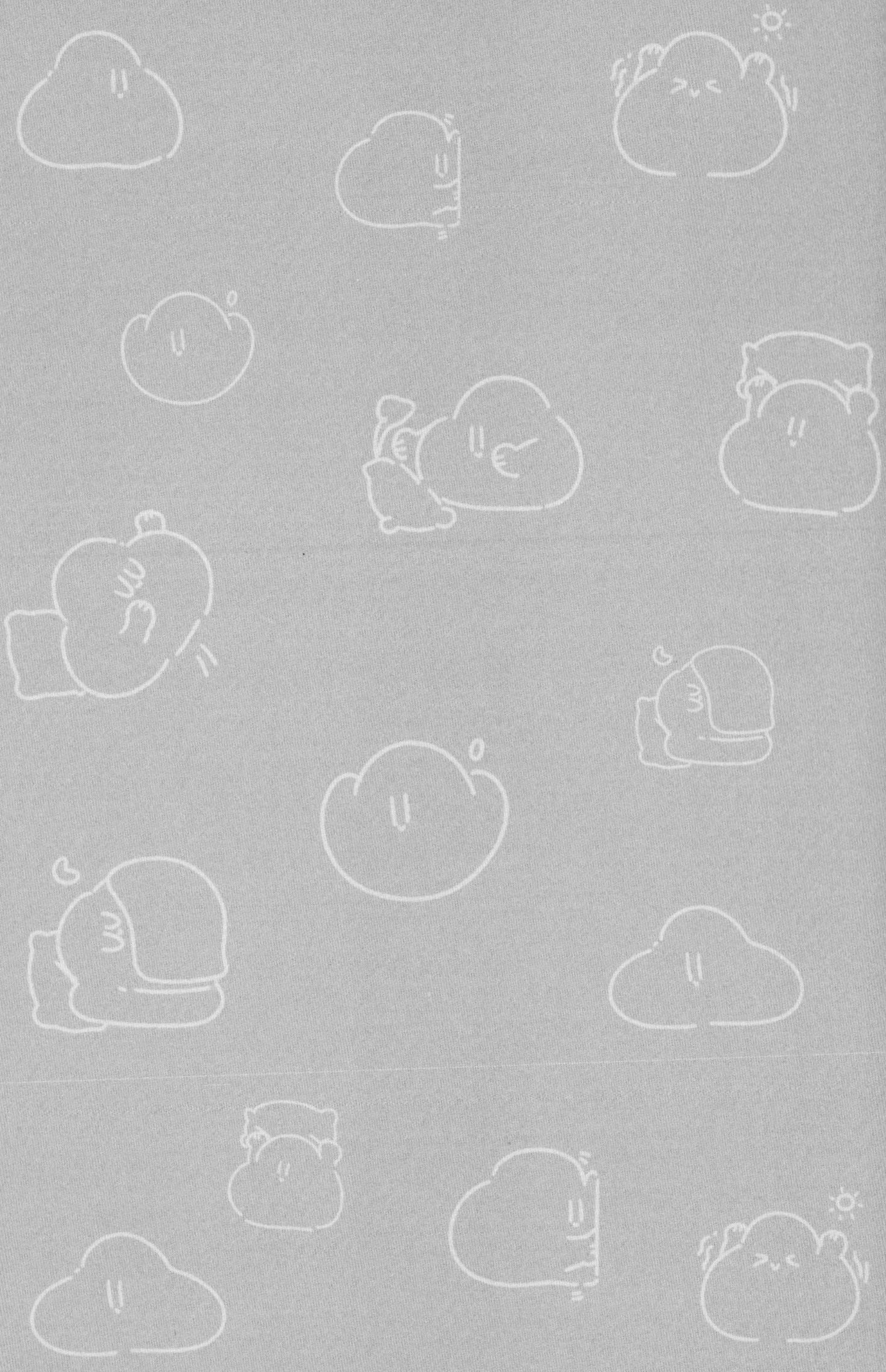

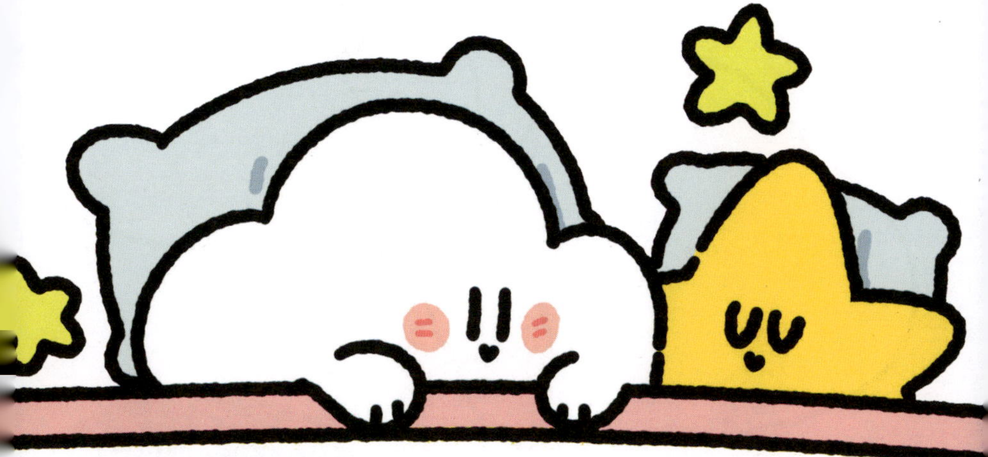

除了玩手机
还可以做的50件事

睡前疗愈指南

睡睡云 绘著

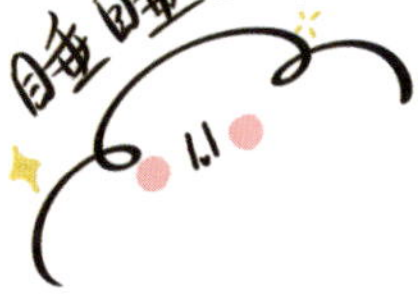

中国轻工业出版社

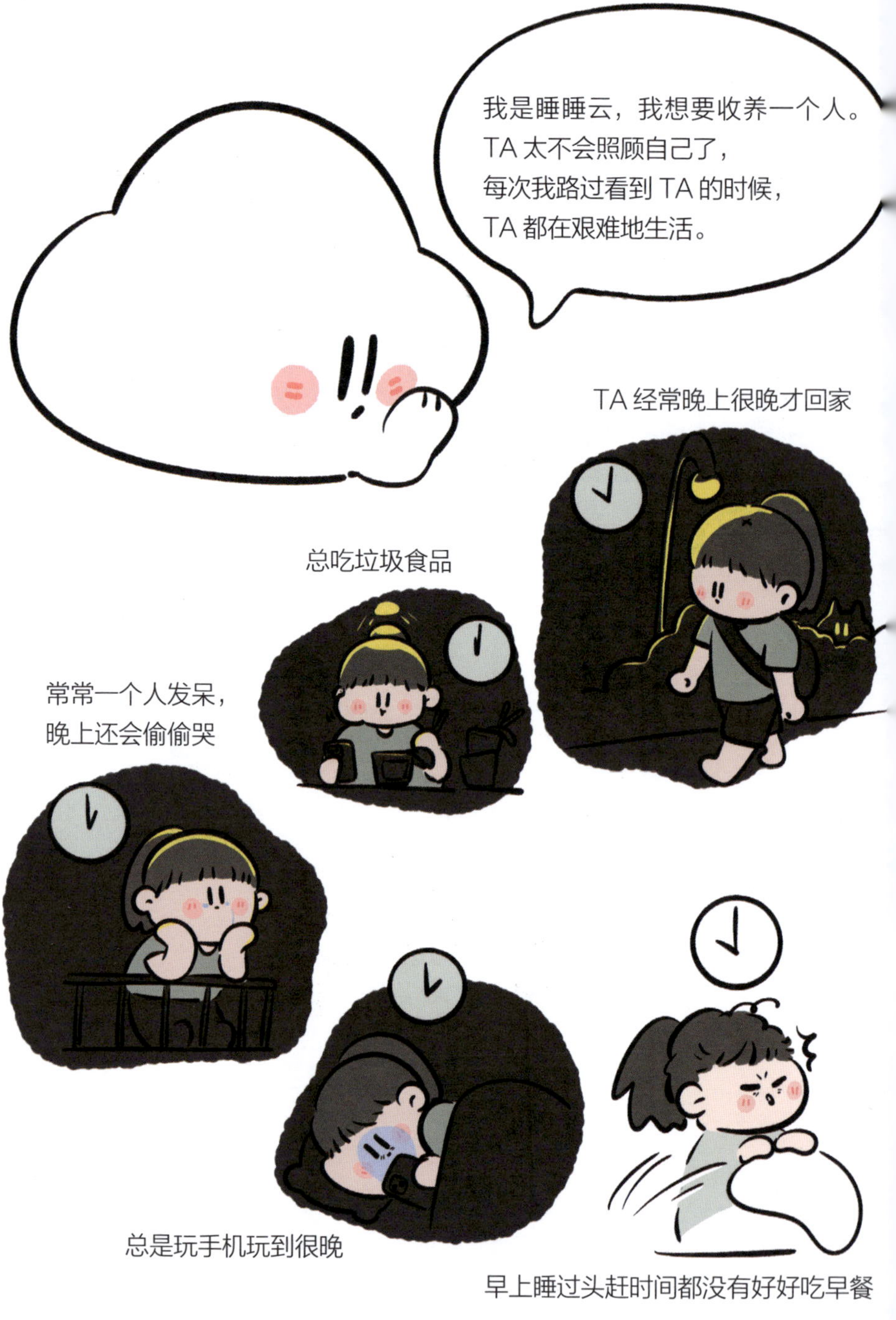
我是睡睡云，我想要收养一个人。
TA 太不会照顾自己了，
每次我路过看到 TA 的时候，
TA 都在艰难地生活。
TA 经常晚上很晚才回家
总吃垃圾食品
常常一个人发呆，
晚上还会偷偷哭
总是玩手机玩到很晚
早上睡过头赶时间都没有好好吃早餐

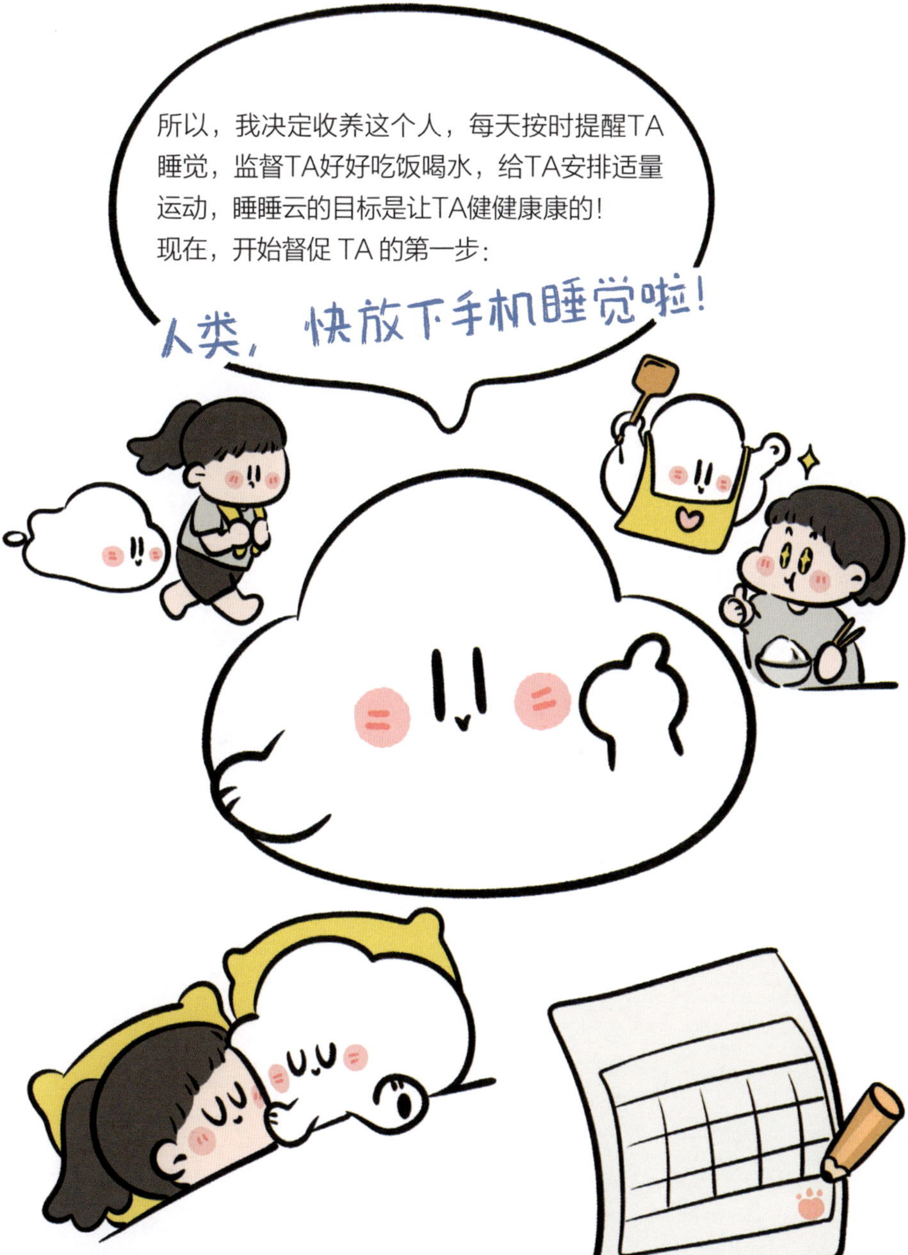

接下来，跟着睡睡云一起好好利用晚上在家到睡前的这段时间，你会发现除了玩手机真的还有好多有趣的事情可以做呢！

CONTENTS

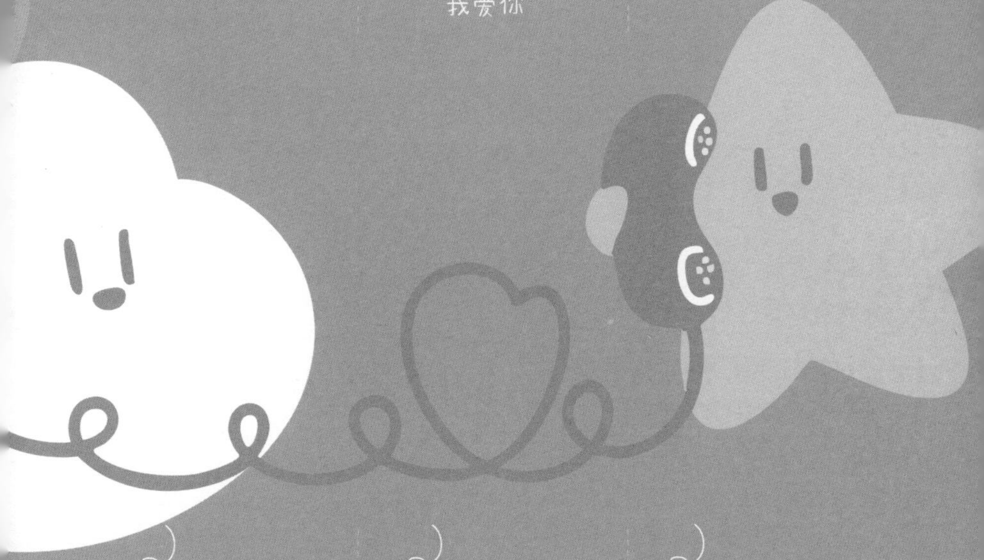

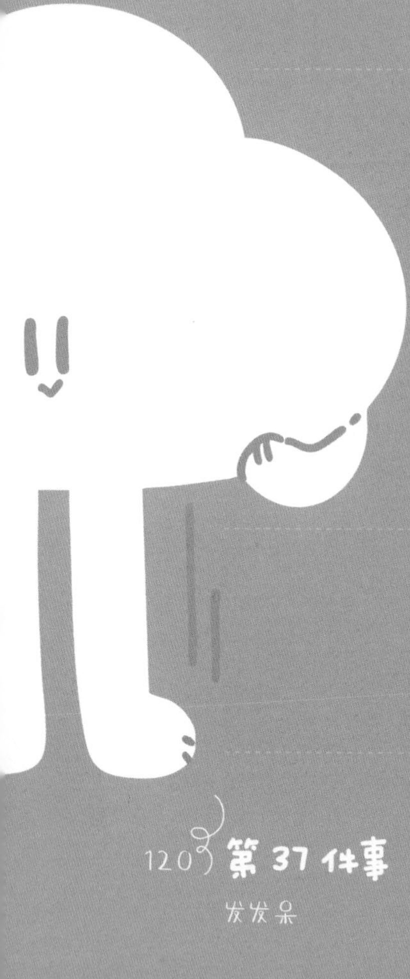

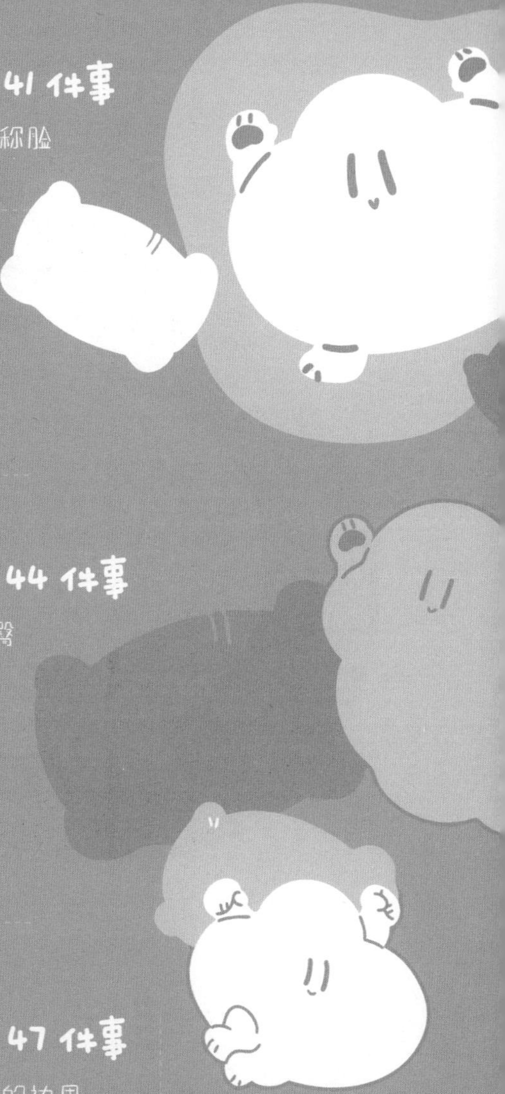

第1件事 练出有神的眼睛

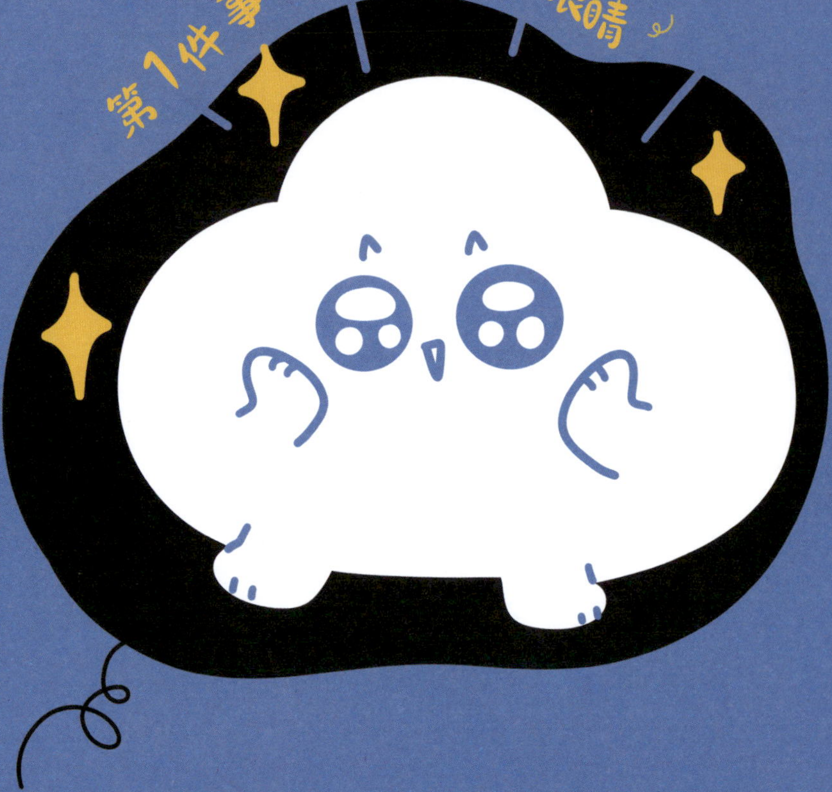

夜幕降临，忙碌的一天终于告一段落。

眼睛也需要像身体一样好好放松休息，在睡前做一些简单的放松练习吧！

睡睡云带你一起做几个简单的眼部运动，让眼睛在夜晚得到充分的休息，养出一双有神的眼睛！

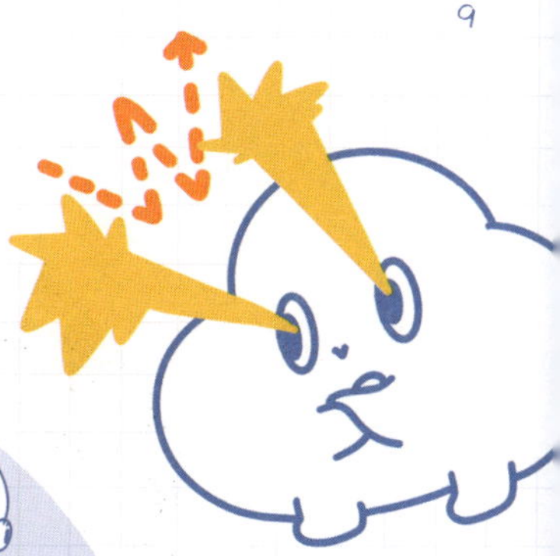

1. 眼睛画 W： 想象你的眼睛能发出激光，用你的眼睛画 W。

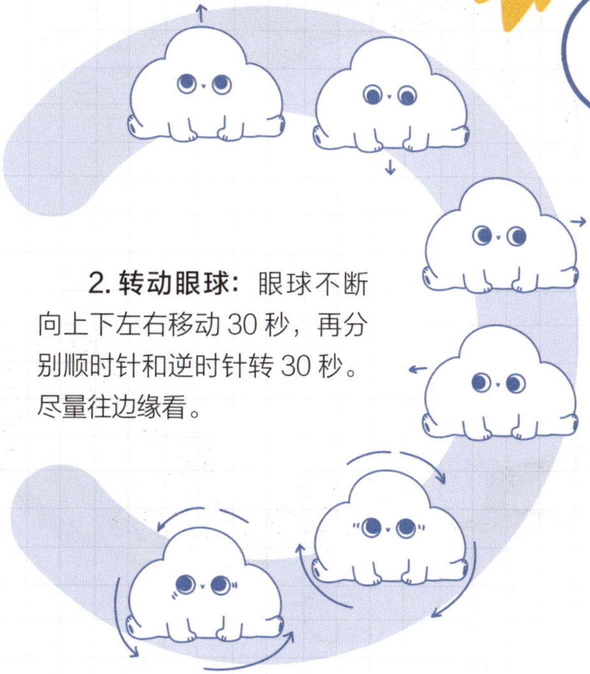

2. 转动眼球： 眼球不断向上下左右移动 30 秒，再分别顺时针和逆时针转 30 秒。尽量往边缘看。

3. 视力焦点切换： 首先将视线集中在手指上，然后手指指向远处(最好是树木)，同时眼睛看向远处的物体。收回手指继续盯着手指，再指向远处同时看过去。来回重复 30 秒。

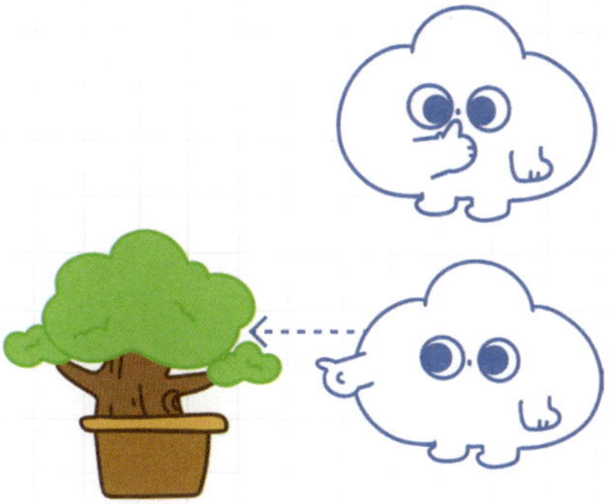

练眼 Tips 玩小球类运动（如乒乓球、羽毛球等）对眼睛有益处。

第2件事 搭配明天要穿的衣服

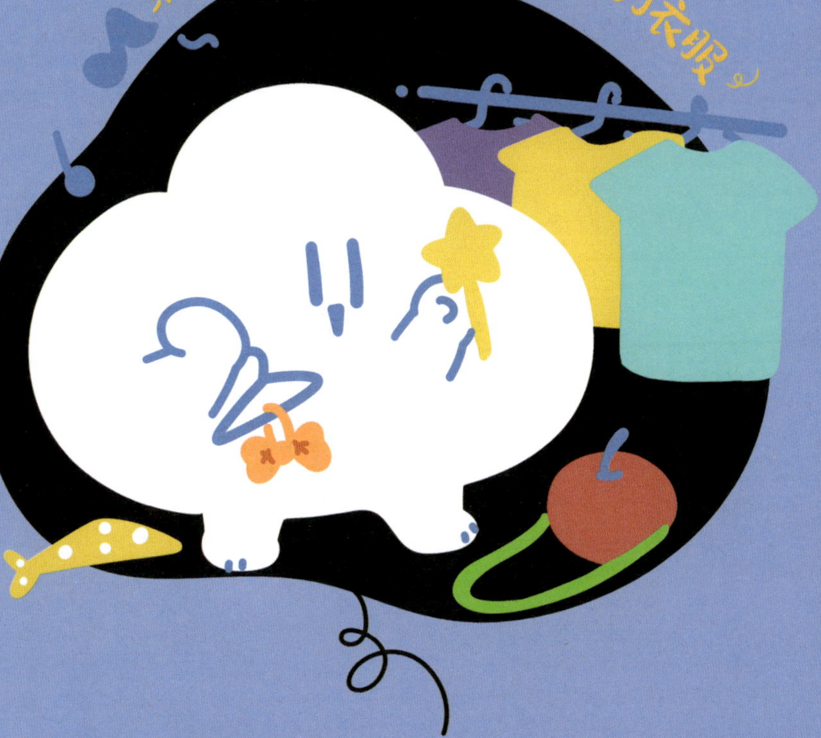

拒绝第二天早上手忙脚乱地翻找衣服！

睡前搭配一套漂漂亮亮的衣服，然后心满意足地睡觉，明天让自己更加自信十足地出门吧。

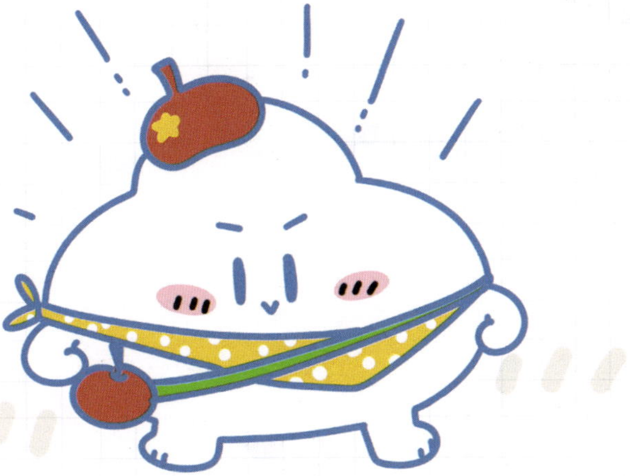

第二天穿这套衣服开启幸运的一天!

穿对比度高且明亮的衣服可以让一天都拥有好心情!

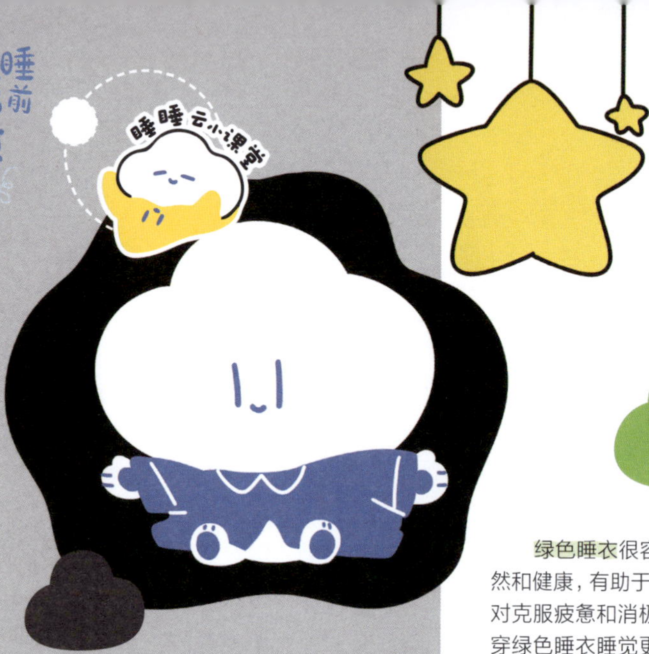

睡衣颜色影响睡眠

睡衣的颜色可以影响入睡心情和睡眠质量。

我们的情绪很容易受色彩的影响，不同的色彩对人的情绪和心理会产生不同的影响。

眼睛会感受周边色彩的刺激。视网膜上的感光细胞能感受颜色信息并传递给大脑，从而影响心率、血压以及入睡心情，所以选择适当的颜色可以助眠，反之亦然。

同时，颜色也是有“重量”的。不同“重量”的颜色会对眼睛产生不同的感受反应，并传递给大脑。过重的颜色，如黑色、红色，会使人变得压抑或冲动，从而影响睡眠。

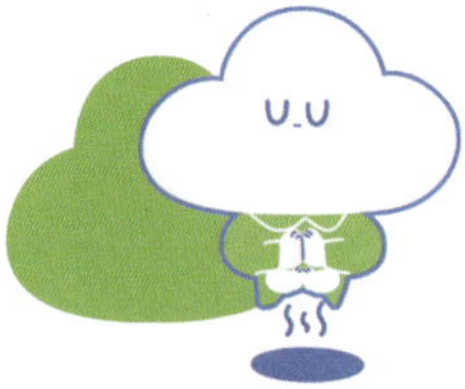

绿色睡衣很容易让人联想到大自然和健康，有助于缓解睡前紧张情绪，对克服疲惫和消极情绪有积极作用。穿绿色睡衣睡觉更能够平稳心情，缓解视疲劳。

情绪急躁和内心压抑的人适合穿这个颜色的睡衣。

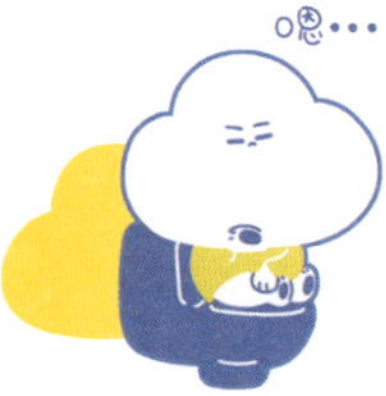

黄色睡衣有助于缓解睡前焦虑。

黄色使人感到明亮和快乐，浅黄色色系有助于缓解睡前心理压力，同时可以营造睡前温暖的氛围，使人内心平静。深黄色系可以刺激肠胃和食欲，改善便秘。

此颜色适合头痛失眠人群，以及睡前心情郁结者。

如果你感觉工作和学习失去目标和动力，也可以试试这个颜色的睡衣，会感觉第二天充满能量。

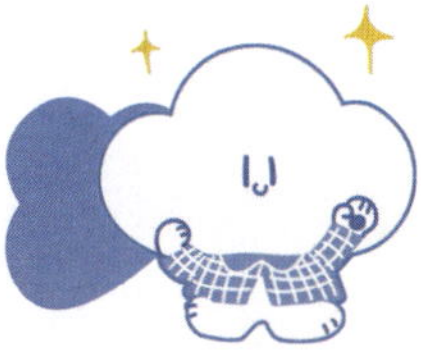

蓝色睡衣可以缓解睡前焦虑情绪。

蓝色容易联想到大海，它是一种平静的颜色，可以疏解紧张情绪，缓解失眠等症状。浅蓝色可以促使下丘脑产生褪黑素，减轻睡眠压力，帮助调节内心平衡，让人感到平静。

此颜色适合学业压力大的学生和工作压力大的上班族。

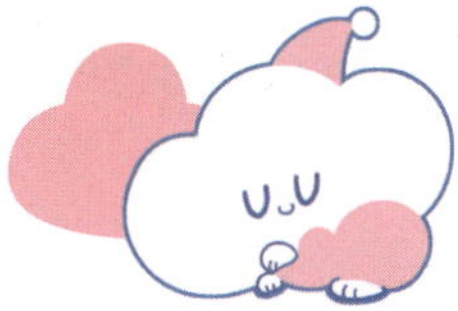

白色和粉色睡衣有助于让心情变得柔和。

粉色可以减少肾上腺素的分泌，起到舒缓情绪的作用。白色象征着纯洁和安宁且有镇静的作用。

经常运动和有抑郁症或易燥的人可以试试穿粉色睡衣。此外，经常做噩梦的人也可以尝试穿粉色睡衣，有利于睡眠质量的提升。

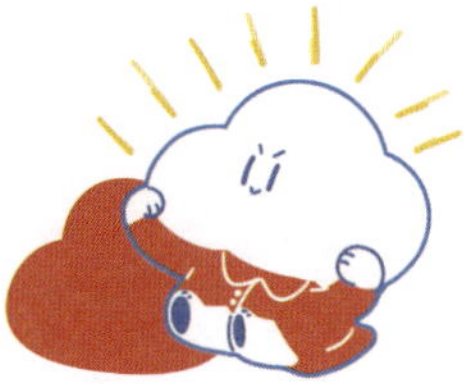

红色睡衣容易让人精神紧张，产生冲动情绪。

红色代表着吉祥和喜庆，但同时也让人联想到危险，睡前接触大面积红色，容易出现焦虑、浮躁的感觉，使人精神紧张，不利于入睡。

经常失眠且神经衰弱的人群以及心血管疾病患者不宜穿红色睡衣。

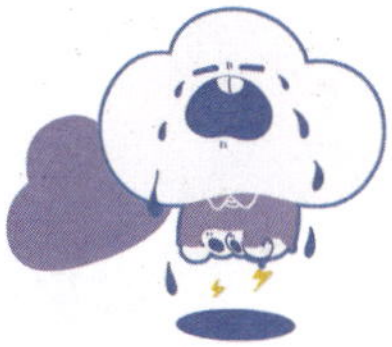

紫色睡衣容易让人做噩梦。

紫色虽然有安神的作用，但是对人体的运动神经和心脏系统有压抑作用。身处紫色的环境，容易让大脑难以放松下来，也可能让人做噩梦，影响睡眠。

心血管疾病患者及抑郁者不宜穿紫色睡衣。

黑色睡衣容易让人更加压抑。

黑色象征着隐藏内心，给人神秘、强大、冷酷的感觉。心情不好的时候穿黑色睡衣，容易让人产生压抑、烦躁的情绪。整个房间的色调都会暗沉下来，影响睡前的情绪。

心情不好的时候不宜穿黑色睡衣。

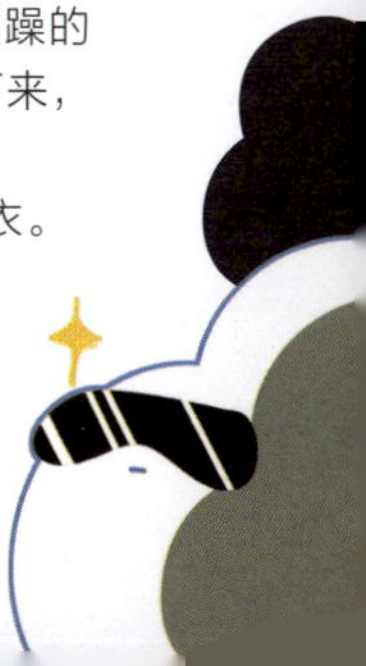

第3件事　喝一杯热牛奶

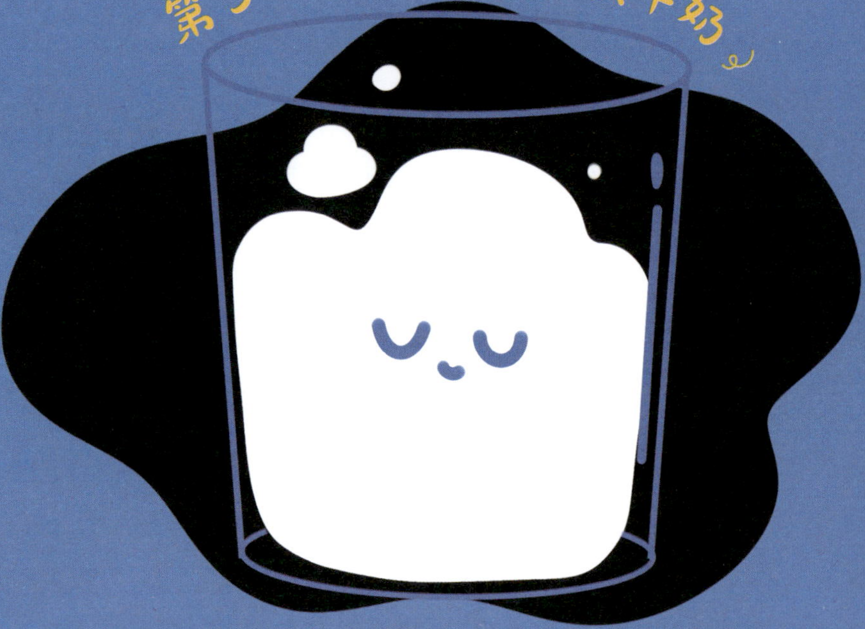

睡前半小时喝一杯热牛奶，不仅可以放松身心和改善睡眠，还可以提供身体所需的蛋白质等营养物质。

人在睡眠时，血液中的钙水平会下降，睡前半小时喝点牛奶有助于保持血液中的钙平衡。

尽量选择喝热牛奶，避免喝凉牛奶，尤其是肠胃不好的人群。

2种热牛奶的方法

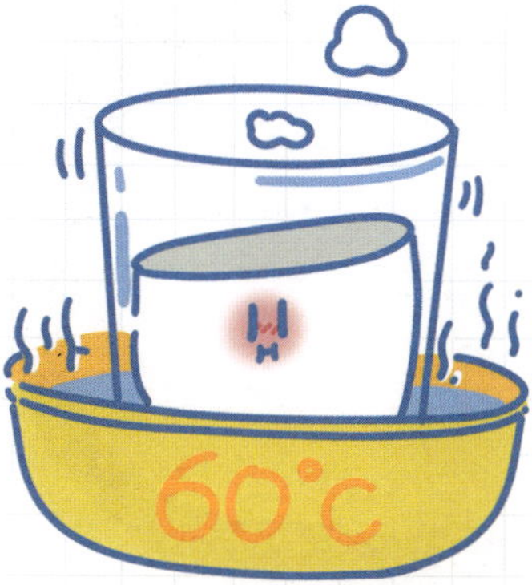

1. 将牛奶装杯（或连包装）放入 60℃的温水中浸泡 3~5 分钟。

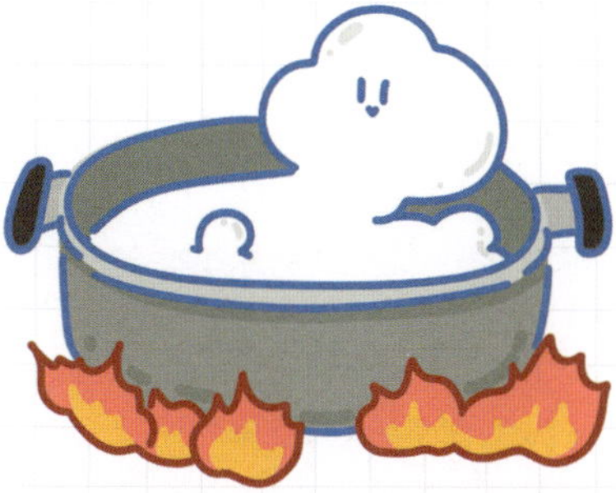

2. 将牛奶直接倒入锅中，用小火煮至表面冒泡即可。

注意事项

1. 喝适量的牛奶。如果在睡前喝太多牛奶，会在半夜起来上厕所，从而影响深度睡眠。此外，全脂牛奶的脂肪含量高，睡前过量饮用会导致肥胖。
2. 无论白天还是晚上，乳糖不耐受的人群不建议饮用牛奶，以免引起腹泻。
3. 肾结石患者睡前不要喝牛奶。
4. 牛奶能促进胃酸分泌。因此，有胃食管反流的人群最好不要在睡前喝牛奶。

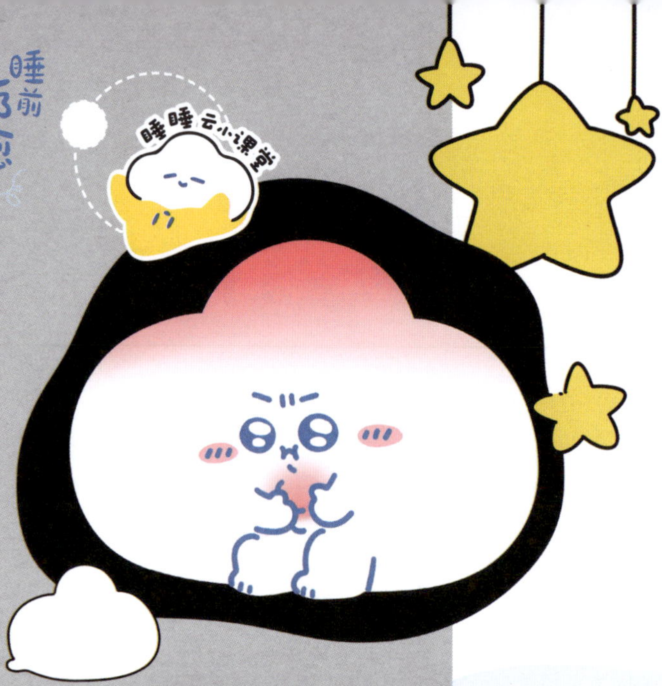

晚上吃太辣了睡不着怎么办

睡前吃了红油火锅、麻辣香锅、辣子鸡、烧烤、螺蛳粉、麻辣鸭爪、麻辣烫……

胃部火辣辣地烧，怎么也睡不着，怎么办？

除了默默流泪，你还可以试试这 4 种食物。

牛奶

喝牛奶可以缓解胃部的灼烧疼痛感。牛奶中的脂肪和酪蛋白可以帮助溶解胃里的辣椒素，对胃黏膜起到保护作用。

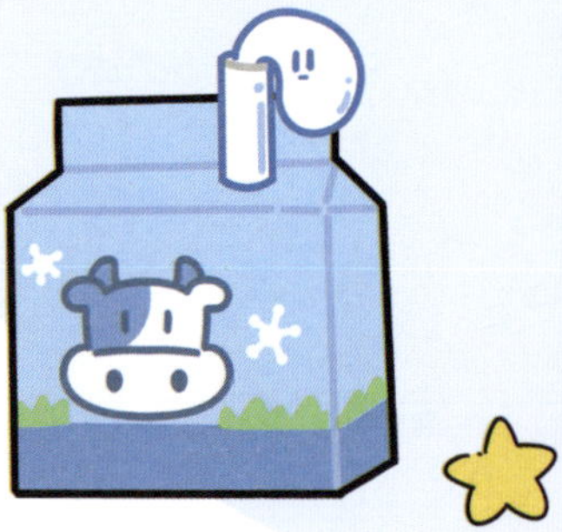

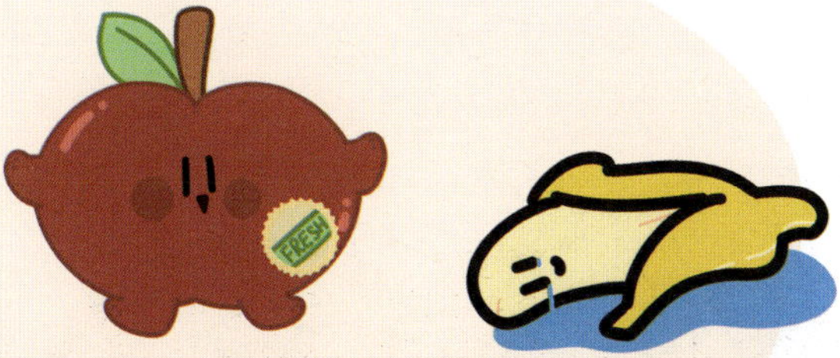

水果

适量吃一些水果可以帮助缓解胃部疼痛。香蕉中的钾可以帮助身体排出多余钠盐，缓解胃部不适。

也可以将水果榨成汁，同样有缓解胃里辣感的效果。

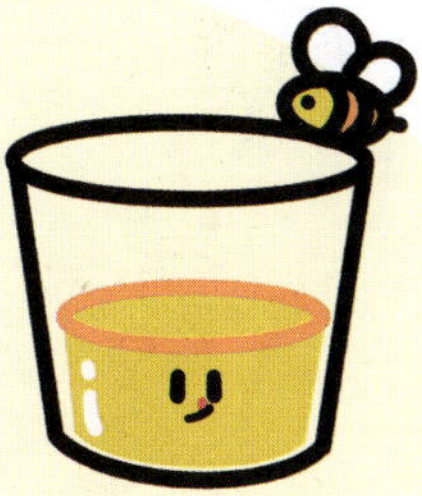

蜂蜜水

蜂蜜水有助于缓解辛辣导致的胃疼。甜味可以干扰辣味，在食用过辣的食物导致胃疼时，可以喝适量蜂蜜水来缓解。

冰激凌

冰激凌的脂肪和蛋白质含量较高，可以有效解辣，而且还可以帮助胃部降温，可谓一举两得，但不要吃得太多哦。

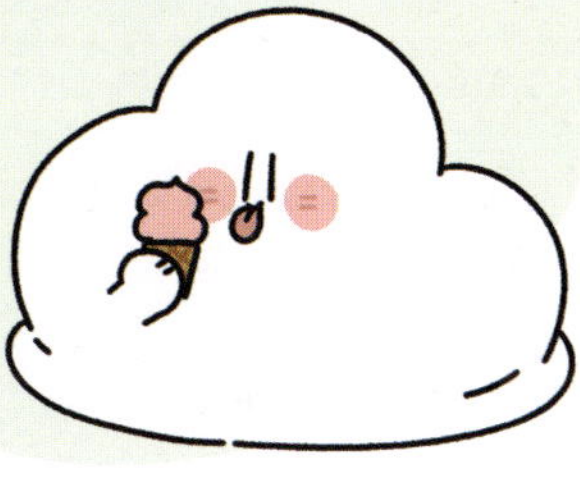

注意事项

如果出现剧烈胃疼，采取各种措施仍未好转，要及时就医治疗。

第4件事　抱抱和贴贴

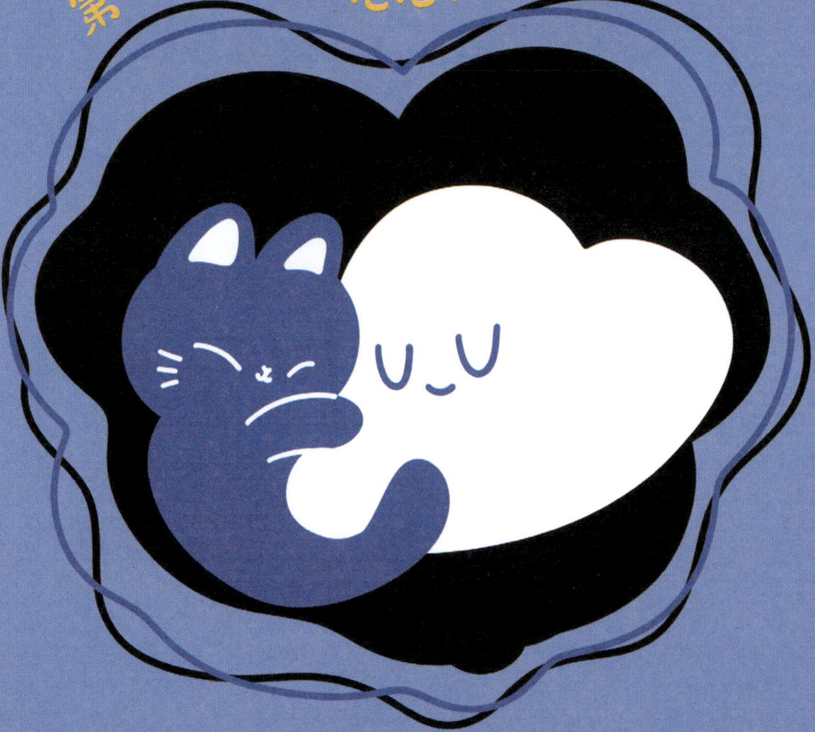

拥抱是人类用于交流感情的一种非常重要的方式，它可以传递更多的爱与力量。

在睡前抱抱和贴贴你身边的家人、宠物、抱枕或者毯子，给大脑一点点放松，可以帮助我们更快地进入睡眠模式。

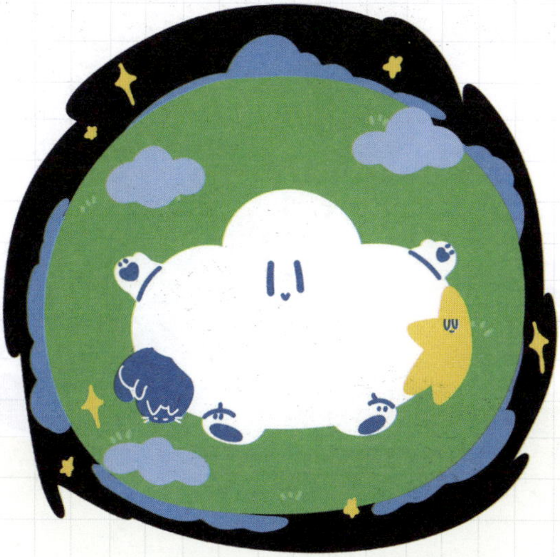

快给你身边爱的人一个拥抱吧，

为明天充充电。

睡前抱抱贴贴的作用有哪些

1. 增强情感联系，让人们感到被爱和被重视。
2. 安抚内心的焦躁，调节晚上经常出现的消极情绪。
3. 可以缓解一天的紧绷感和心底积压的焦虑，有利于身心健康。

第5件事 和亲密的人聊天

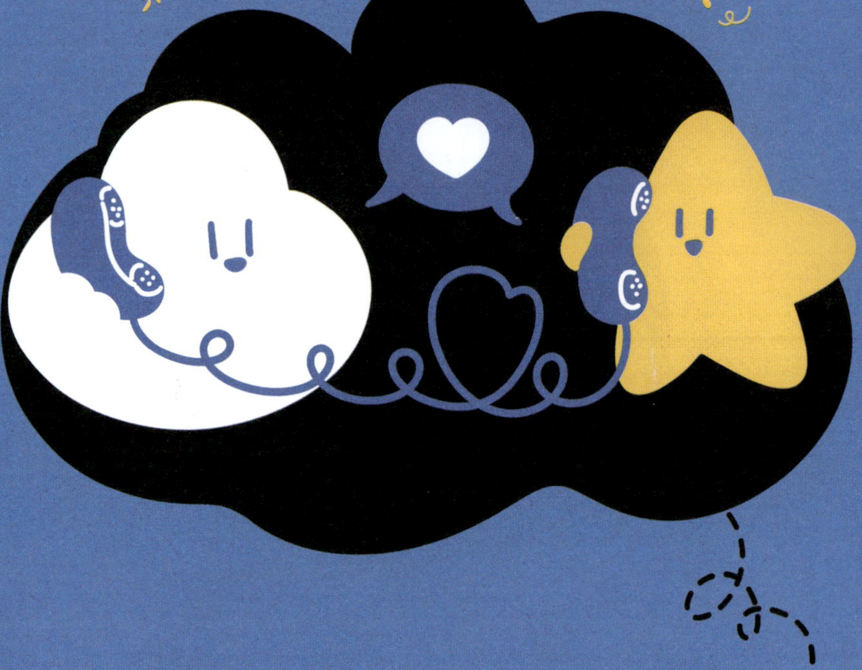

晚上和亲密的人聊天真的很快乐、很治愈！

天马行空地小聊一会儿，聊聊日常的趣事、刚看完的电影、人生的思考……放松紧张的情绪，让自己从格式化的生活中抽离出来，让思绪在睡前自在地畅游一会儿吧。

但也小心别聊得太兴奋而睡不着！

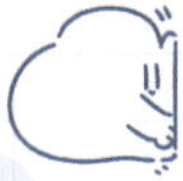

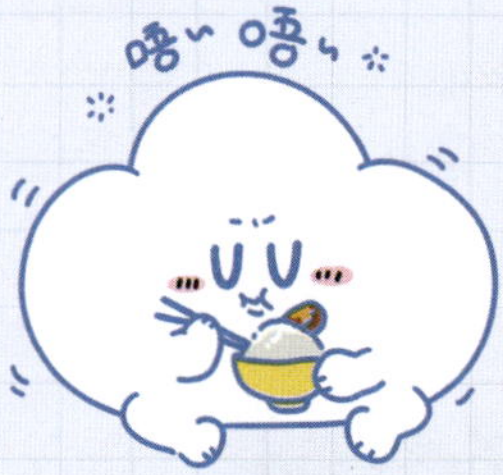

日常趣事

☑ 今天遇到的搞笑或奇怪的事情。

☑ 最近在工作或学习中遇到的挑战和收获。

☑ 近期吃到的最好吃的一道菜。

☑ 最近发现的有趣的店铺或餐馆。

电影和书籍

☑ 最近看过的电影或电视剧，分享你的感受和想法。

☑ 推荐一本你喜欢的书，讨论其中的情节或人物。

☑ 想象一下如果你是某部电影的主角，情节会如何发展?

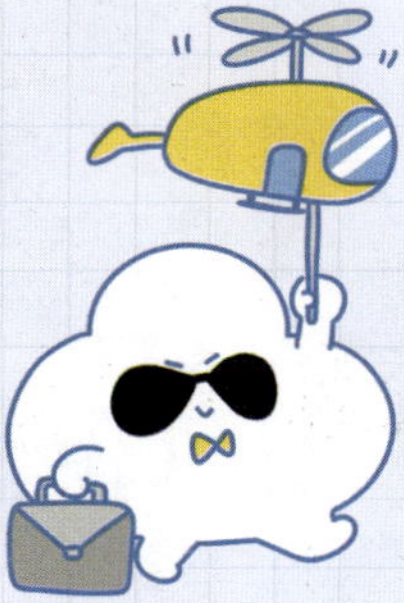

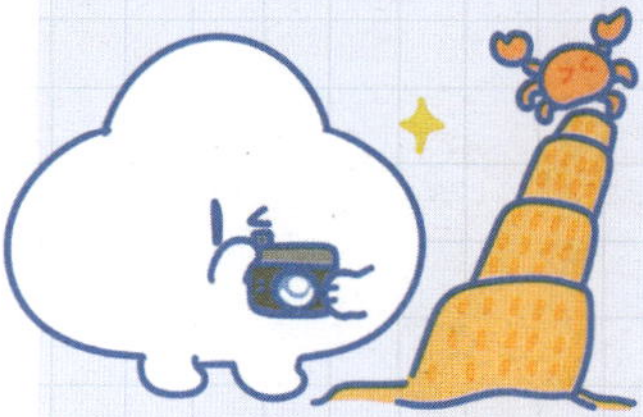

人生思考

☑ 你对未来 5 年的计划和期待。

☑ 最近想要尝试的的兴趣爱好或活动。

☑ 想去哪个城市旅游?

☑ 聊聊各自的梦想和目标。

☑ 讨论一下对生活中某些问题的看法，比如幸福的定义、工作与生活的平衡等。

奇思妙想

☑ 如果你可以拥有一种超能力，你会选择什么？为什么?

☑ 假设你中了彩票，奖金是无限的，你会怎么花?

☑ 你觉得猫和狗的内心世界是怎样的?

☑ 如果可以穿越到任何一个时代或地点，你会选择何时或哪里?

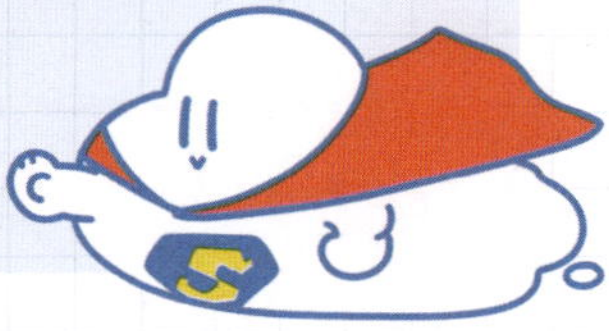

最后以“我爱你”“你今天已经很棒了”
来圆满结束这一天吧，表达对彼此的感激，
让彼此感受到被关爱和珍视，同时也要爱自己哦。

第6件事 整理家里的一块区域

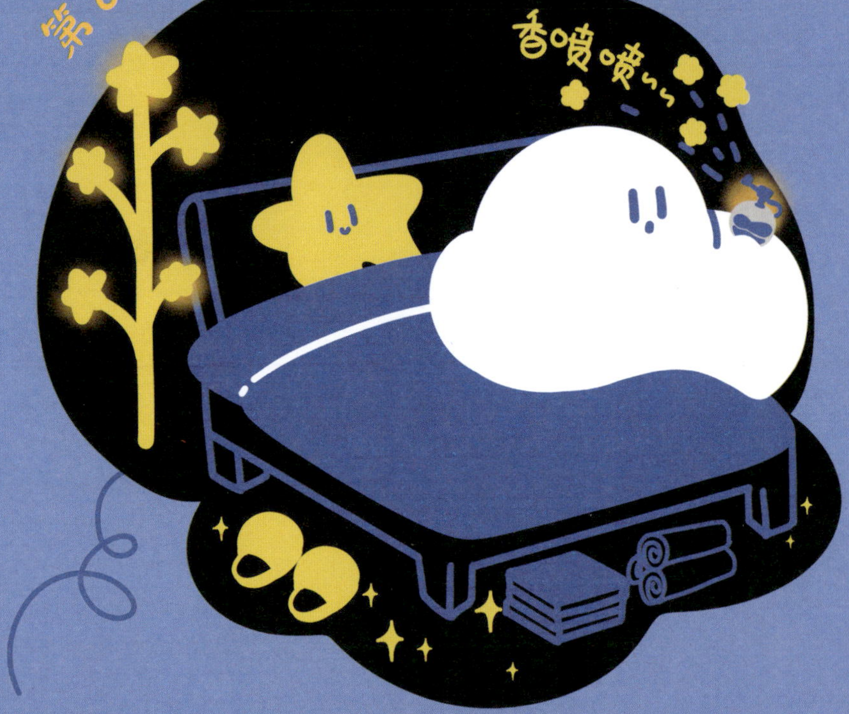

睡前简单整理一下房间，通过整理物品和准备明早要用的物品，让自己平静下来，也让第二天的早晨更有效率。

整理房间的过程，也是整理自己内心的过程。

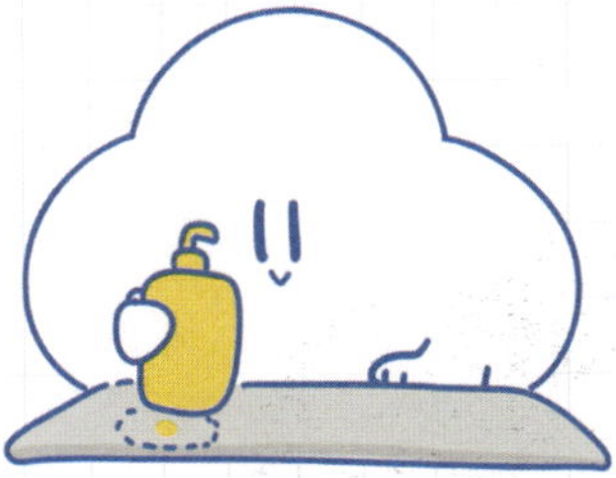

1. 把白天用过的物品归位。

2. 把桌面整理到自己感到舒适的程度。

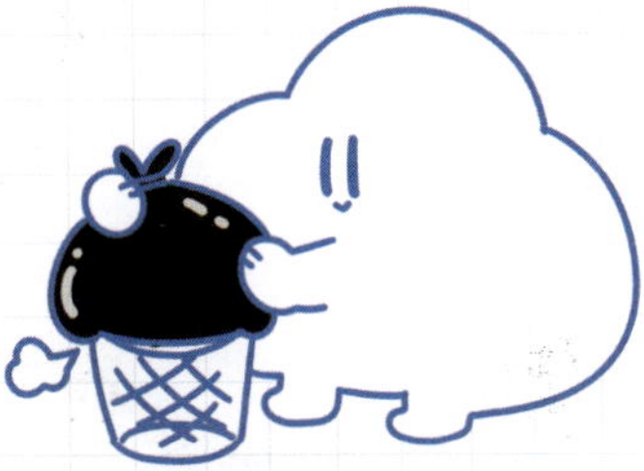

3. 把房间里的垃圾扔到客厅或厨房的垃圾桶。

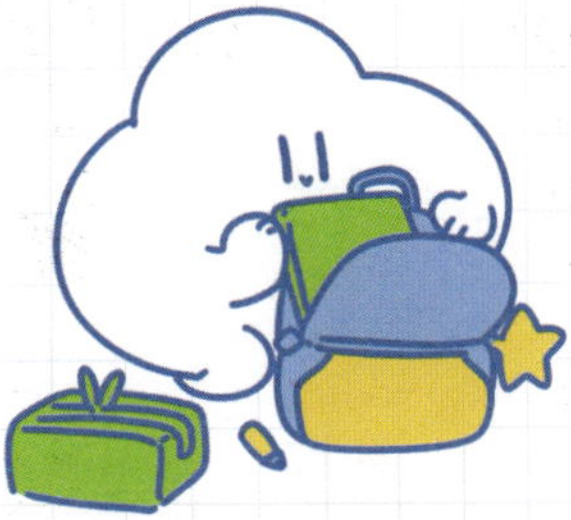

4. 准备明天会用到的物品。

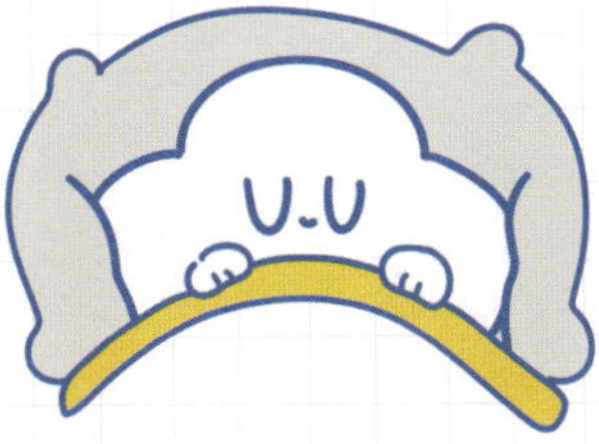

5. 将枕头和被子调整到舒适的位置。

最后，在房间喷个香香的香氛，准备入睡吧！

第7件事 泡脚

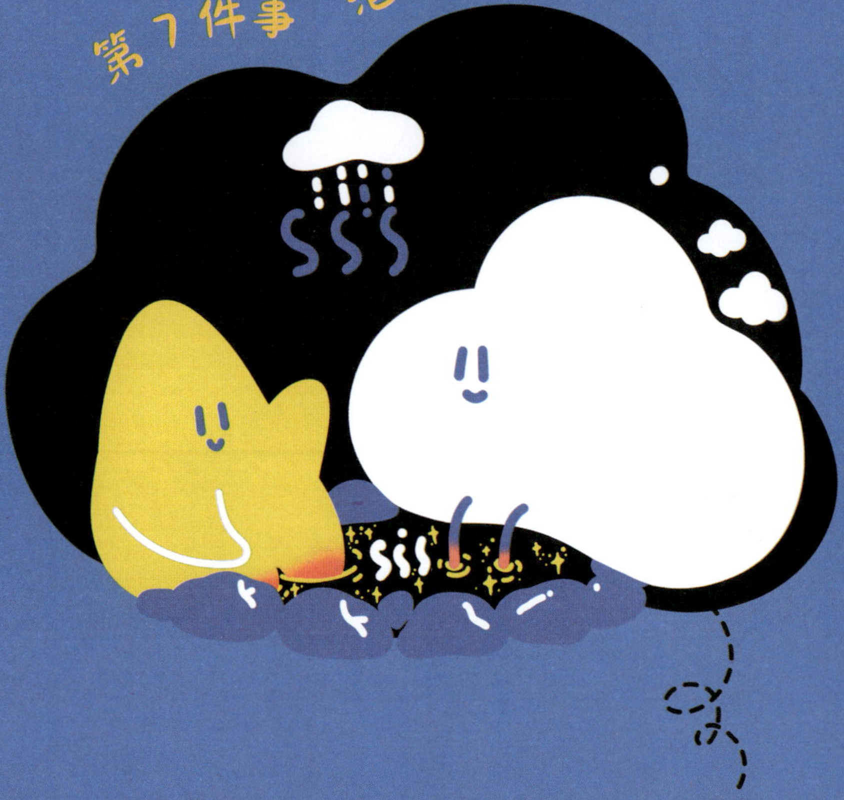

在泡脚的过程中，紧张了一天的神经和劳累了一天的身体都可以得到彻底放松，入睡时也会感到舒适。

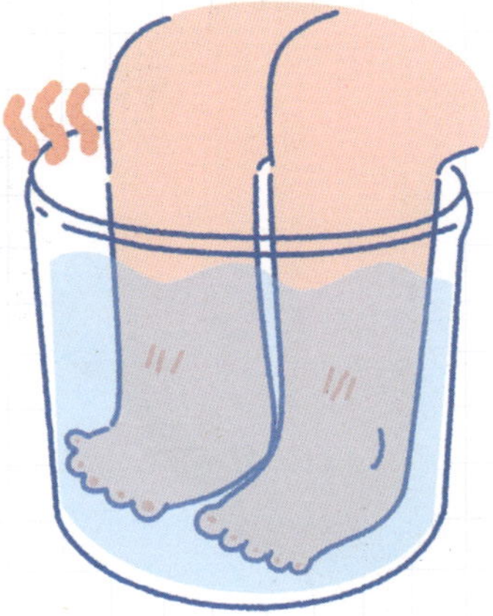

泡脚不仅可以促进血液循环，还可以改善白天带来的小腿肿胀酸痛，减轻腿部水肿。

时间：睡前 1 小时左右。
水温：36~40℃。
时长：15~20 分钟。
水量：水深没过脚踝，最好盖住小腿一部分。

泡脚过程中可以看看书，
聊聊天。

泡脚 Tips 泡脚结束后可以按摩足部，这样更容易进入深度睡眠。

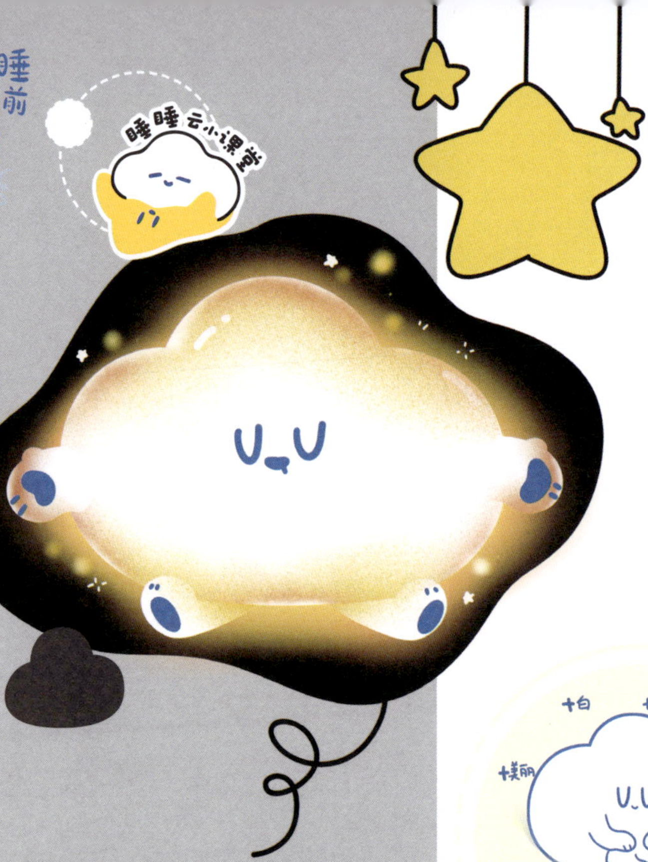

这样睡可以让皮肤白白嫩嫩

睡眠是性价比非常高的美肤方法，好的睡眠可以让皮肤更滋润，更有弹性，变得白白嫩嫩。

下面这 4 个睡眠美肤小秘诀请收藏，悄悄变美惊艳所有人！

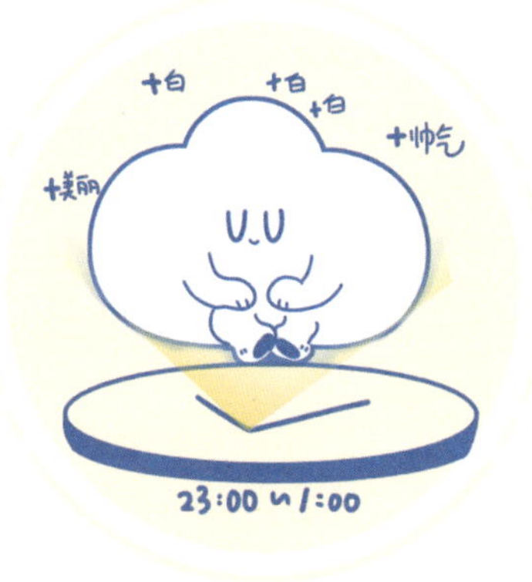

1. 子时入睡

子时指23：00～1：00，此时是皮肤自我修复最强的时段，如果不想第二天皮肤暗黄，那千万不能熬夜。保持良好的作息才能让皮肤越来越好！

Tips：如果这个时候睡不着，有可能是由情绪因素导致的，尝试放空自己。

2. 黑暗的睡眠环境

皮肤长时间处于光线下，不仅会加快皮肤水分流失，还会抑制褪黑素分泌。所以，睡前房间尽量保持黑暗，黑暗的环境才能让身体更好地分泌生长激素和褪黑素。

Tips：手机屏幕发出的蓝光会让入睡更困难，所以睡前尽量不要玩手机!

3. 睡前护肤

白天皮肤接触到的灰尘和细菌都会对皮肤造成伤害，导致皮肤毛孔堵塞，所以睡前一定要做好皮肤清洁。夜晚的保湿也很重要，晚上皮肤的吸收能力较强，这时使用护肤品可以帮助皮肤更好地吸收养分，让皮肤更有弹性、更光滑。

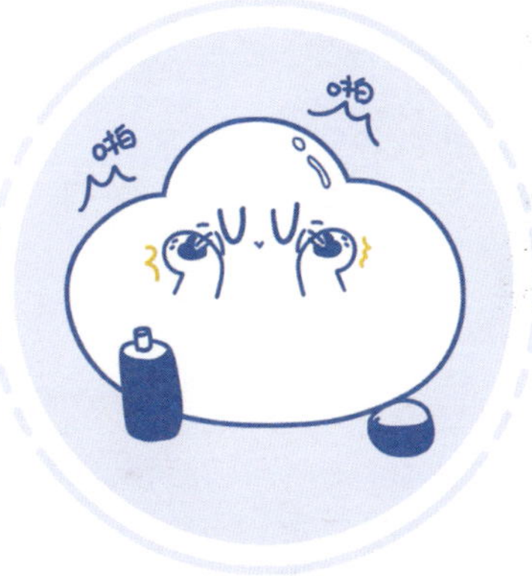

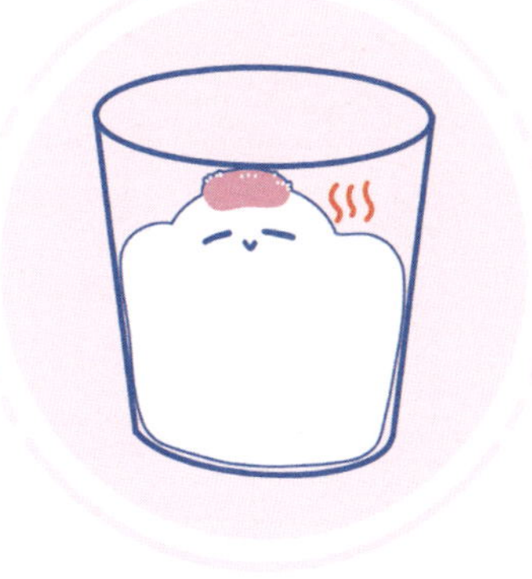

4. 避免睡前进食

在睡觉前吃东西，尤其是油腻、辛辣的食物，会刺激皮肤产生更多的油脂。油脂会导致皮肤毛孔堵塞，甚至会加速皮肤老化。这就是为什么吃了夜宵第二天脸部肿胀、出油的原因。

睡前 1 ~ 2 小时可以喝一杯温水，这样有助于提高新陈代谢和促进血液循环，避免皮肤暗沉。

第8件事 阅读一些与工作无关的内容。

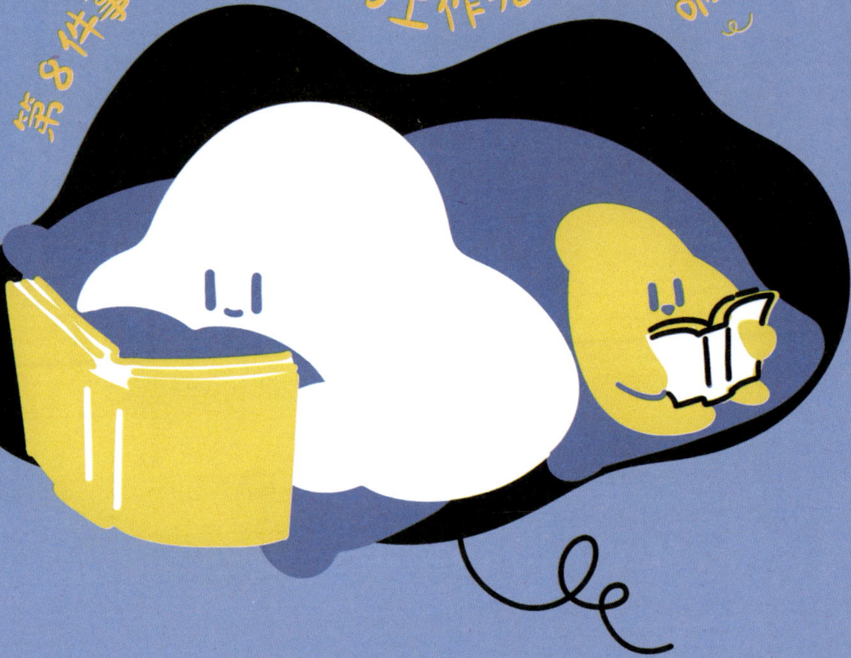

夜晚，当一天的工作和学习结束时，可以试试找一个舒服的姿势窝在家里的“树洞”看看书。

在这个逃离世界的洞里，做一些放空自己的小事：翻开一本喜欢的书，清理大脑里杂乱的思绪，使内心平静下来，再找一个让自己感到温暖的物件放在身边依靠，然后开始阅读吧。

看书 Tips

1. 选一些情节不太有连贯性的读物，当困倦的时候可以随时放下书本入睡。

2.读物的内容最好是轻松治愈，让人感到温暖的。

3.读物的每章篇幅不要太长，30分钟左右最佳。

第9件事 听柔和的音乐

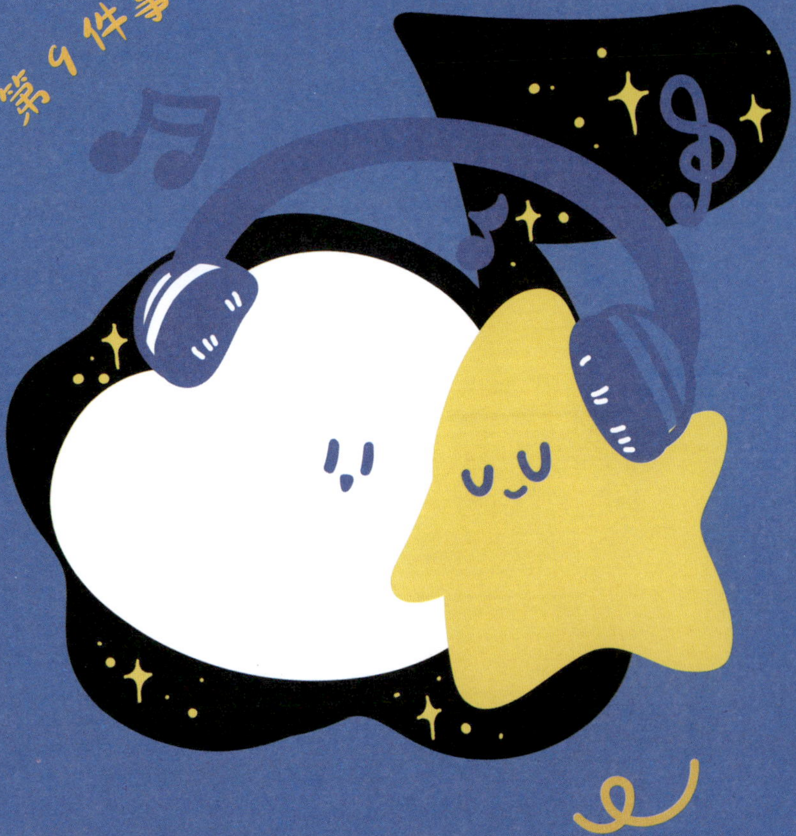

睡前听温柔的声音可以放松紧绷的神经，起到安神助眠、缓解疲劳的作用。

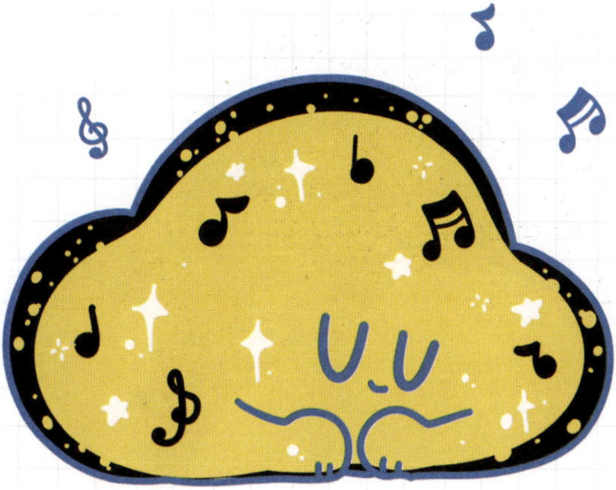

当你睡前感到烦躁、焦虑睡不着时，可以试试听助眠的音乐：轻音乐、白噪声、听书等，设置一个定时关闭，放下手机，闭上眼睛。

用自己觉得最舒服的姿势躺下，然后开始调整呼吸让自己放松下来，慢慢将注意力集中在身体的各个部位，跟着呼吸放松各部位。

音乐 Tips

在睡前尽量不要听节奏过于欢快的音乐或者相声等，否则可能由于兴奋而睡不着。

第 10 件事　学一种乐器

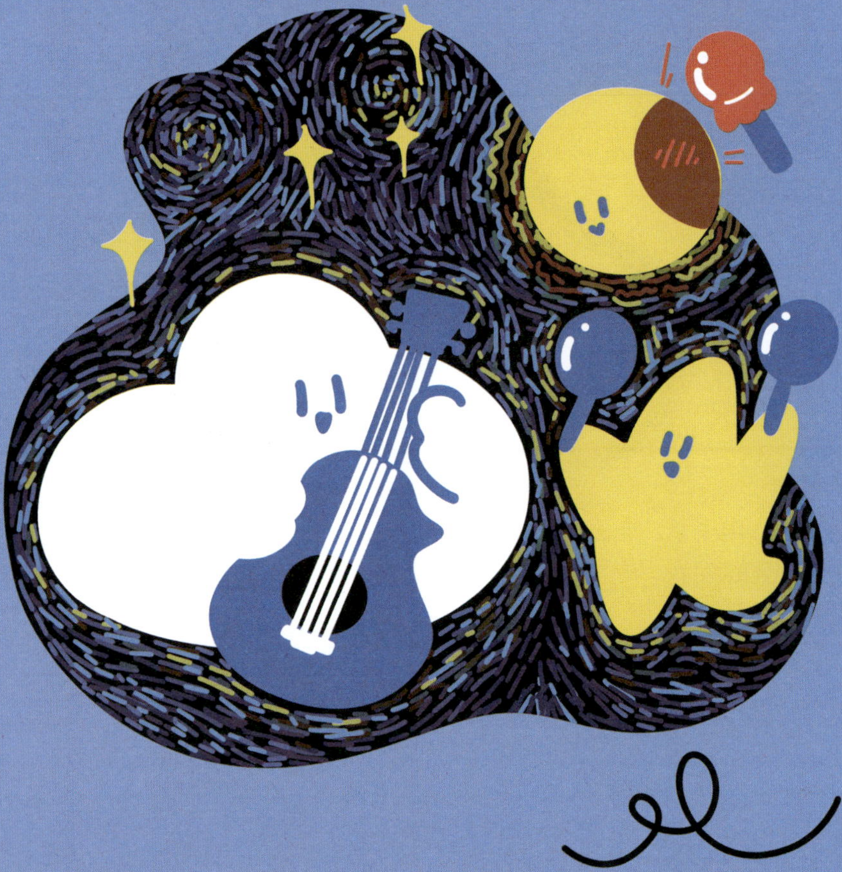

学习一种乐器的意义已经不仅仅局限于习得一项特长了，而更像是一种性格的磨炼和精神的陪伴。

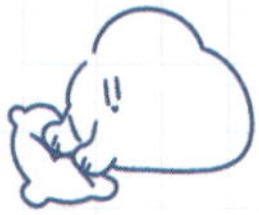

适合快速上手的 3 种乐器

1. 尤克里里 / 吉他：尤克里里只有四根弦，因此操作并不复杂。

尤克里里的音色适合演奏小清新乐曲，想象一下在晚风轻抚的沙滩上，给朋友们献上一曲俏皮可爱的小曲会是多么惬意。推荐零基础的新手入门，想要尝试有一点难度的可以选择吉他。

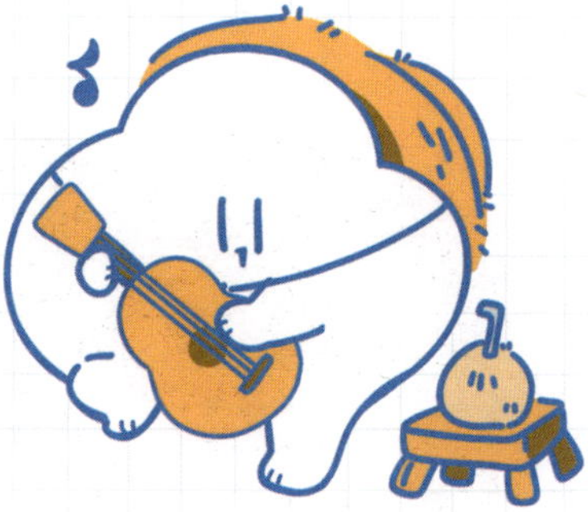

2. 电子琴：电子琴适合对琴类感兴趣的新手，操作相对简单，不需要很高的学习成本，互联网上有许多简易教程可以轻松入门。

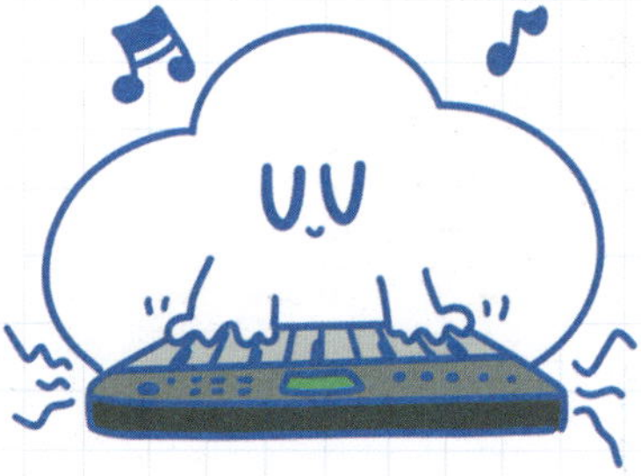

3. 口琴 / 卡祖笛：非常受欢迎的小型乐器，比较简单，会哼歌就能吹，价格也不贵。

（晚上练习的时候注意不要影响他人哦！也不要让自己太兴奋！）

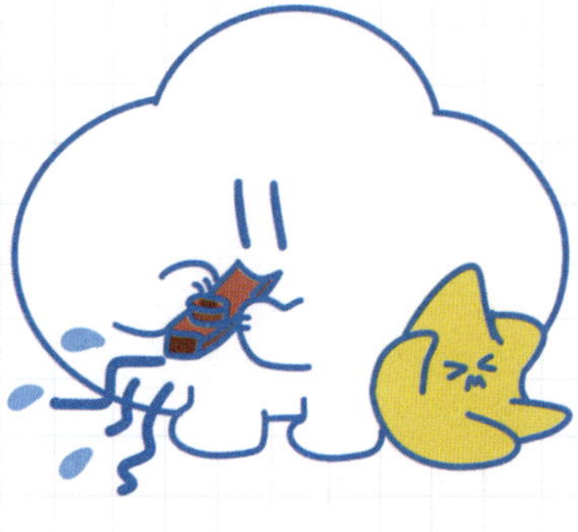

第11件事 抬头看看夜空

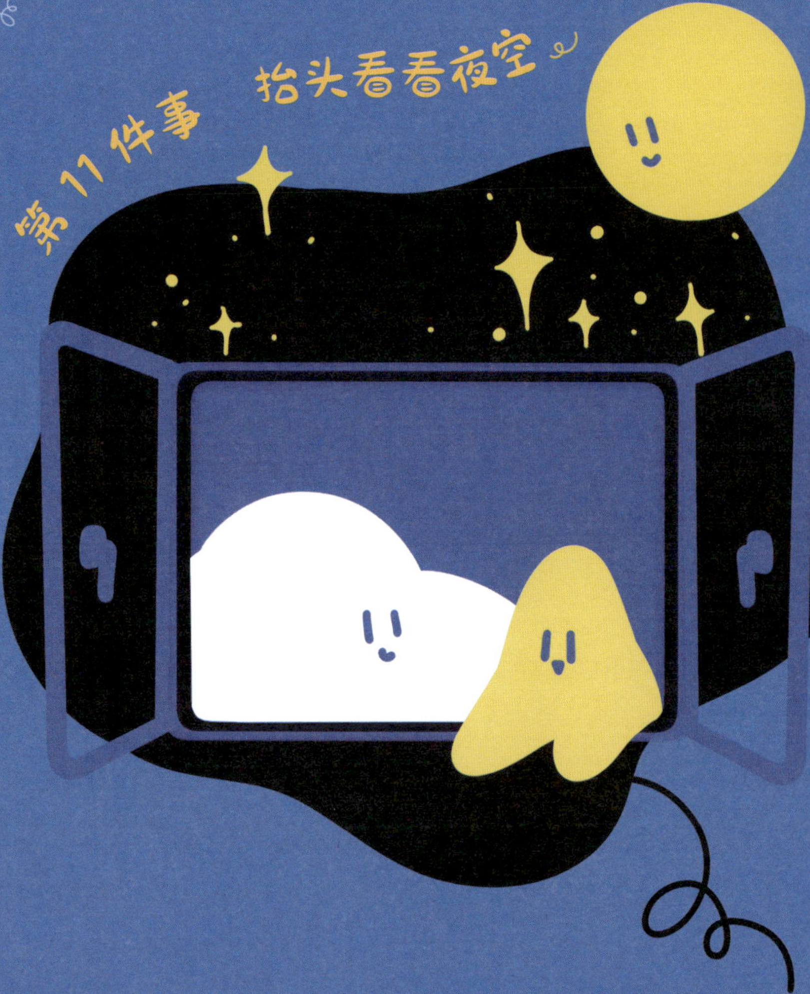

你有多久没有真正放空自己了？

睡前郁闷睡不着的话，可以试试在广阔的夜空下看星星发呆，让思绪自由遨游。

睡睡云有一个睡前放空自己的小秘诀

1. 抬头看向天空。

2. 漫无目的地数天空中的星星。

3. 选中一颗你最喜欢的星星，一直盯着发呆。

4. 慢慢地放空自己。

或者关上房间里的灯，随机找一个点盯着，然后慢慢眼神发散。

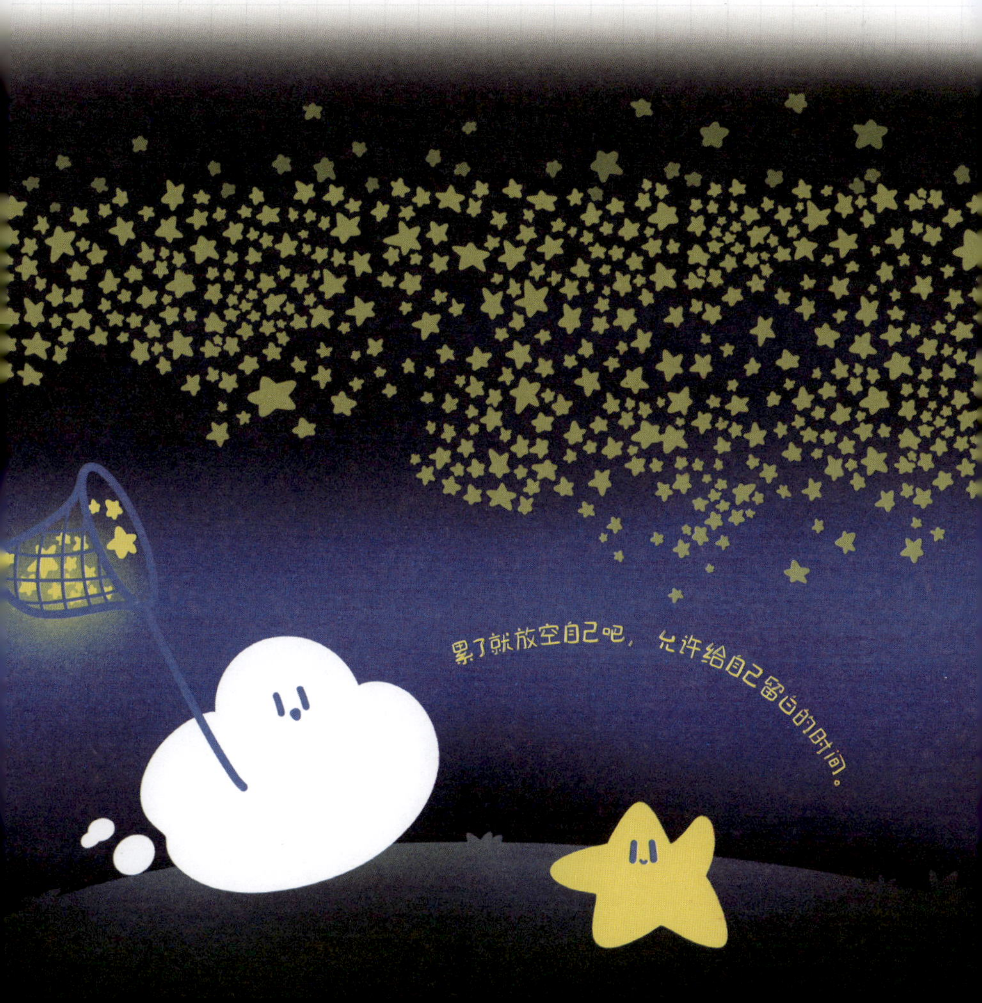

第12件事 周五晚上做点特别的事

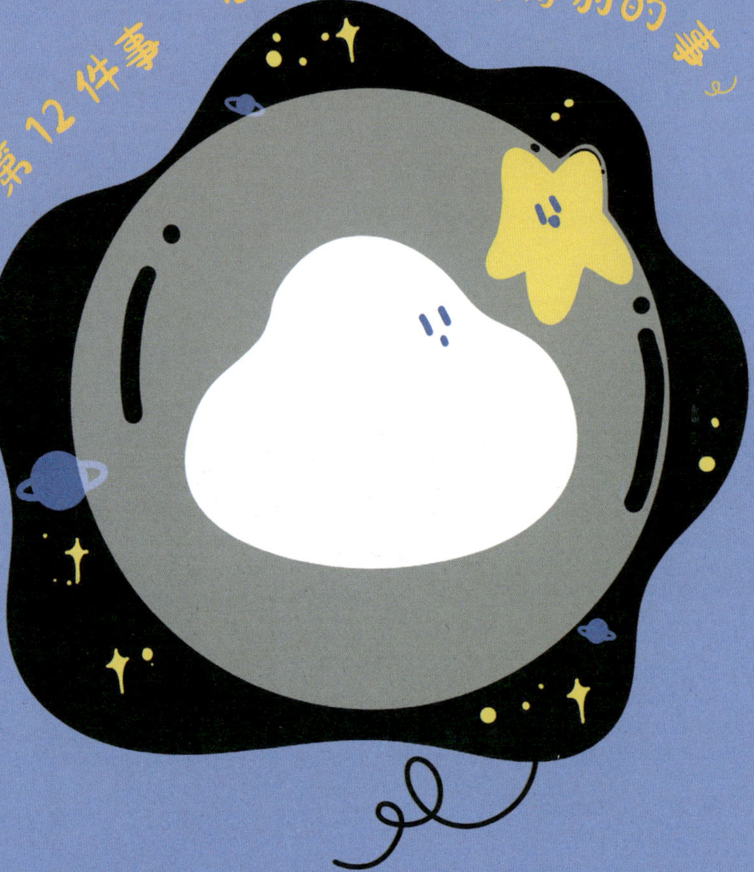

将每周五设为“自由日”，这天晚上尝试一下拓展你的边界吧!

可以尝试交一个新朋友、学一个感兴趣的新知识、看一个没看过的景色、和朋友来个小聚餐……

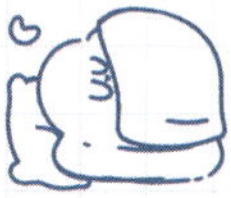

可以延长周末幸福感的小方法

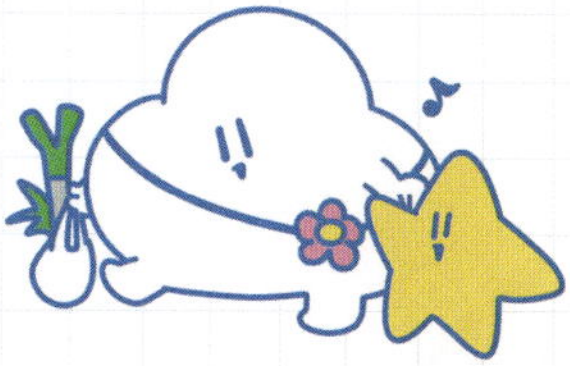

1. 晚饭后一边听歌一边散步或逛超市，在晚风中闻着花香回家。

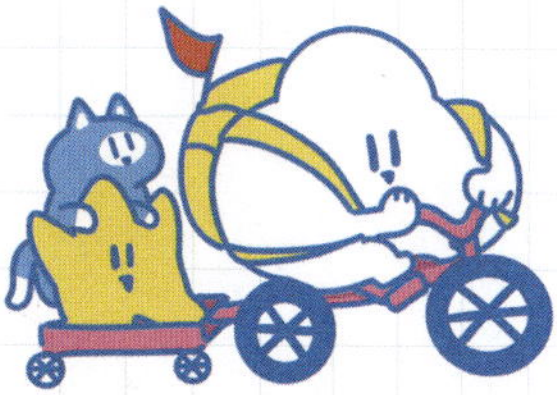

2. 和好朋友来一场说走就走的小旅行！

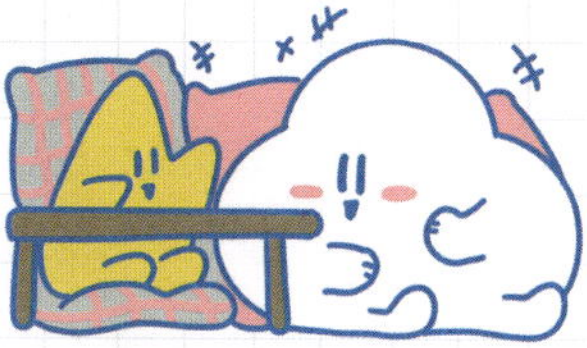

3. 约朋友来家里谈天说地。

4. 一个人泡一杯茶或咖啡，闻着香味翻一会儿书。

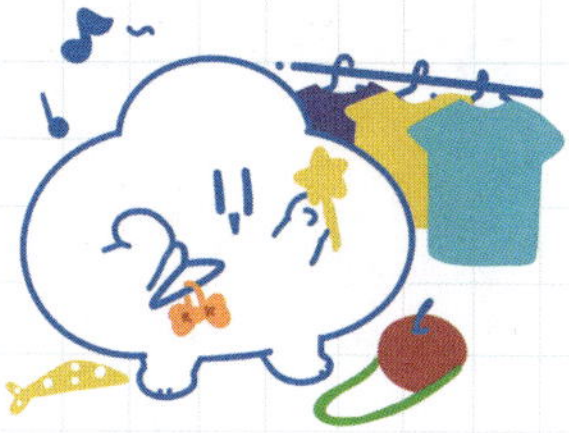

5. 收拾衣橱，顺便搭配周末穿的衣服。

周五快乐！

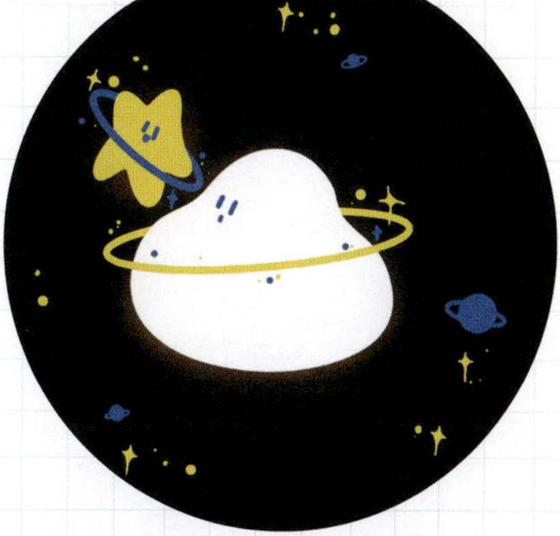

第13件事 周日晚上排解“emo”

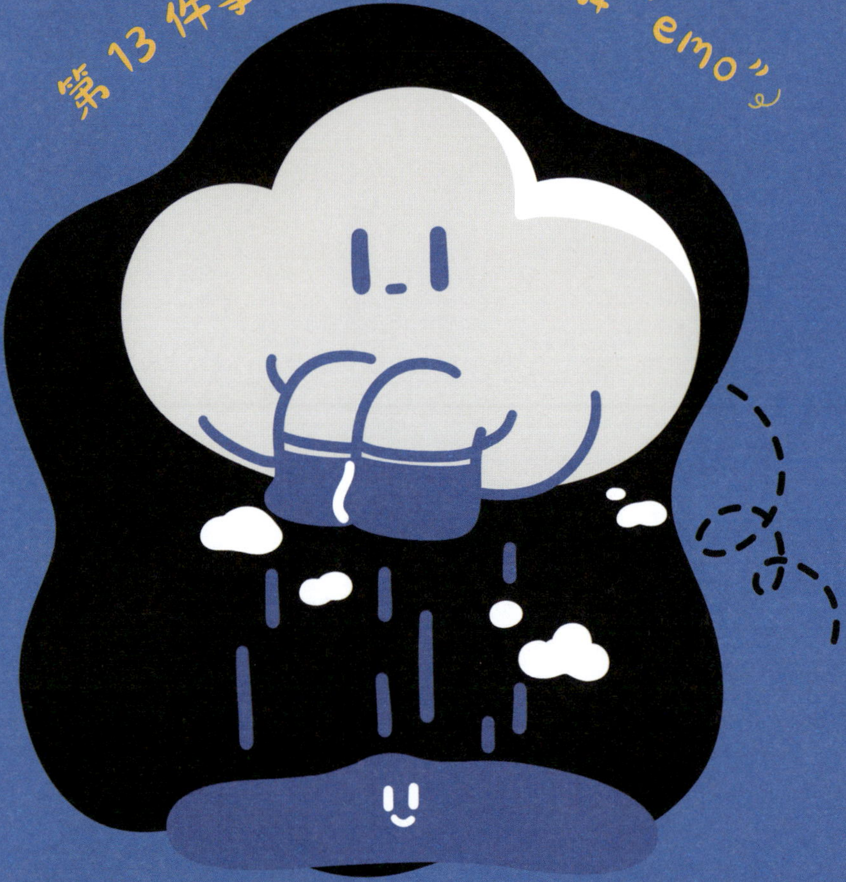

周日晚上是不是会因为明天要上班或上学而感到焦虑和“emo”[1]呢？

① “emo”：网络流行语，指情绪化、伤感、忧郁。——编著注

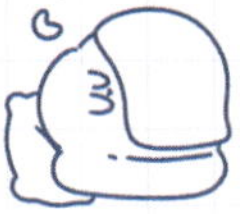

这几个小方法可以帮助你在"emo"的晚上进行自救。

1. 睡前减少接收刺激性信息。用助眠音乐代替趣味短视频。

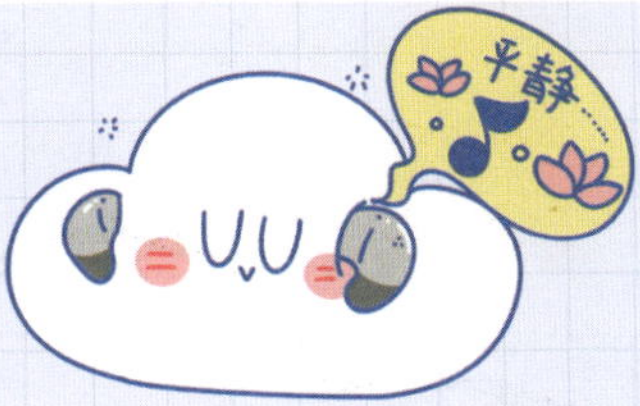

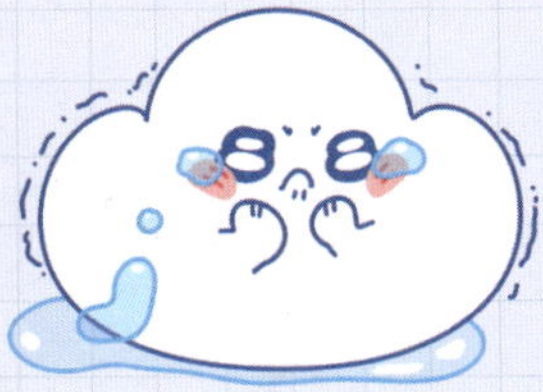

2. 好好哭一场，将痛苦情绪发泄出来，可以更轻松地入睡。

3. 规划明天要做的小事情，比如明天穿什么、吃什么，这样在入睡时就不会因为有太多待完成的任务而焦虑得睡不着。

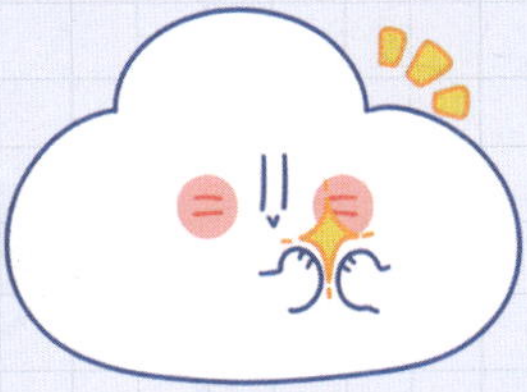

4. 接纳自己。接受自己的不完美，同时也要看到自己的闪光点。

5. 有意识地培养和保持规律作息。培养属于自己的睡前仪式，比如睡前冥想5分钟、和亲密的人拥抱等。

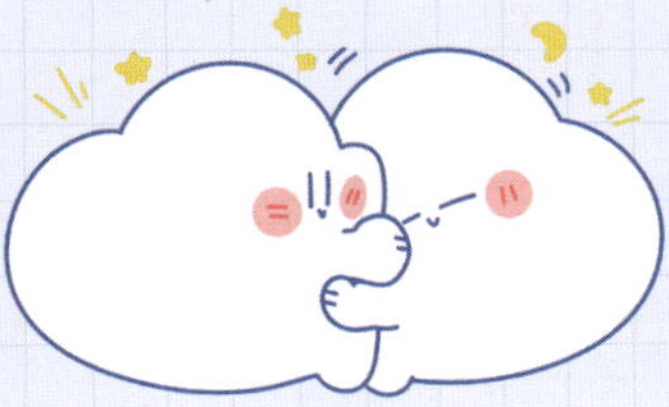

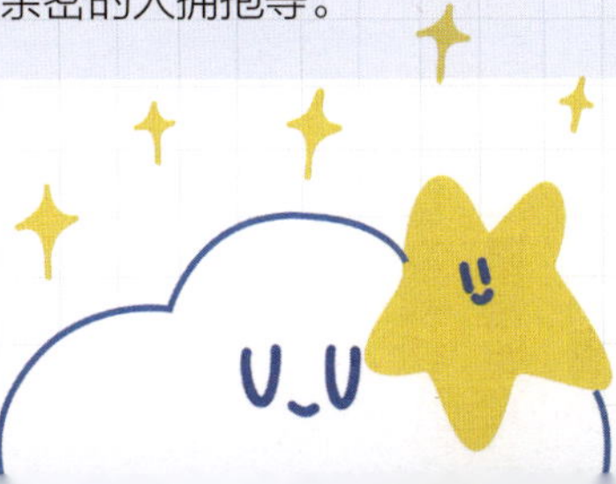

周日晚上允许自己"emo"一下，

但是要早睡哦！

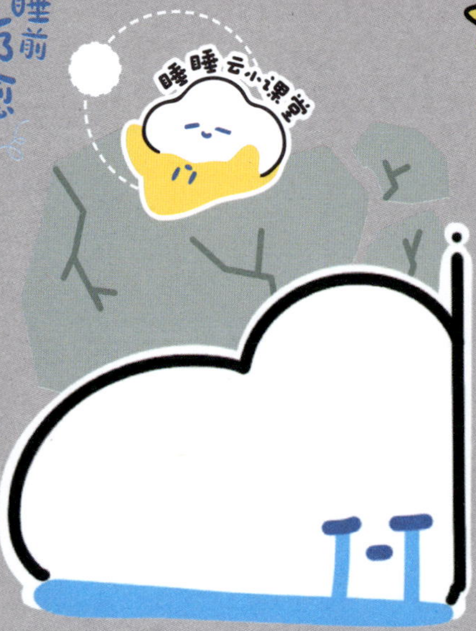

疲劳自救指南

如果你有以下这些症状就要开始自救了。

1. 很容易生闷气。一点点小事都会影响一天的心情。

2. 对做任何事情感到疲惫。不想开始做计划中的事情，一再拖延。

3. 早上不想起床，或者一起床就感到很累。晚上睡不着，早上起不来，感觉怎么都睡不够，刚起床会有身体疲惫的无力感。

4. 经常长口腔溃疡，这是你的身体在发出警告。

5. 长期脱发严重。

6. 反复长痤疮。

7. 有明显的体臭。日常有口臭、头发油臭和私处闷臭，这时候要注意肝功能的健康，肝功能下降，氨容易随着汗液排出导致“疲劳臭”。

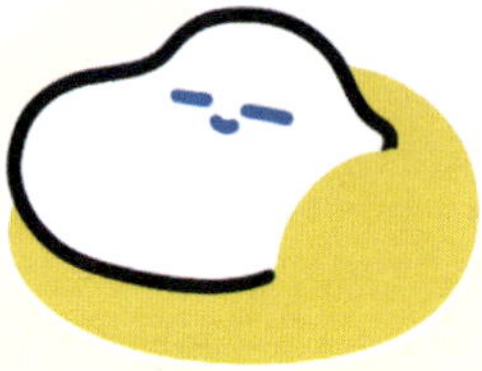

养成午睡习惯

在一天中来个中场休息补充一天的元气。

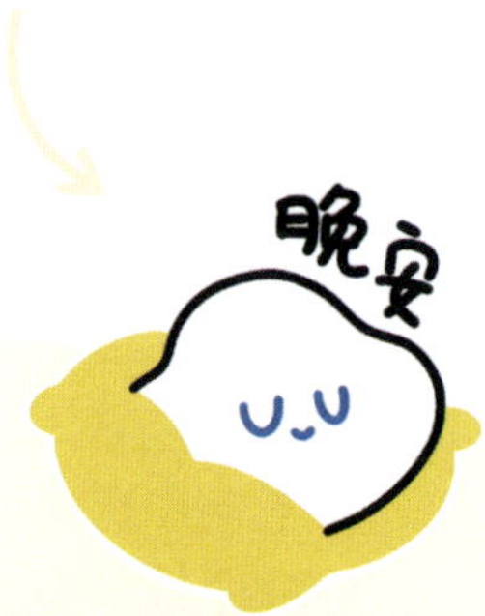

23：00 前睡觉

没有什么是睡觉解决不了的，睡前不要刷手机哦。

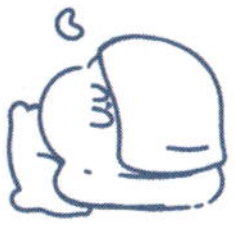

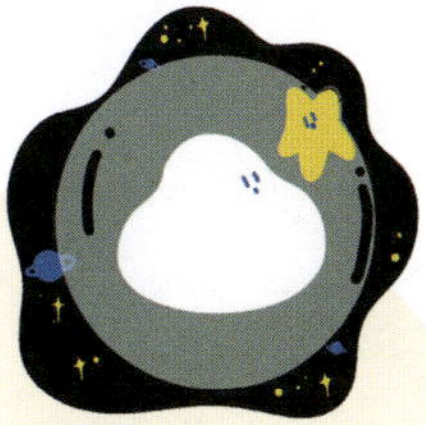

做一些新鲜的事情

探索生活中的未知会激起积极性，可以试试做一道新的菜式、去没去过的地方散步。

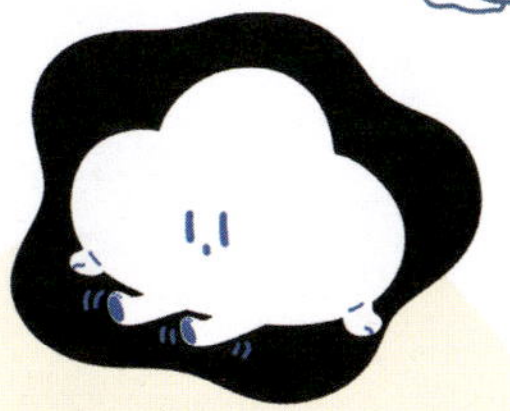

拉伸身体

在工作和学习之余，偶尔暂停，起来活动一下身体，给身体提供氧气，也会让大脑更清醒。

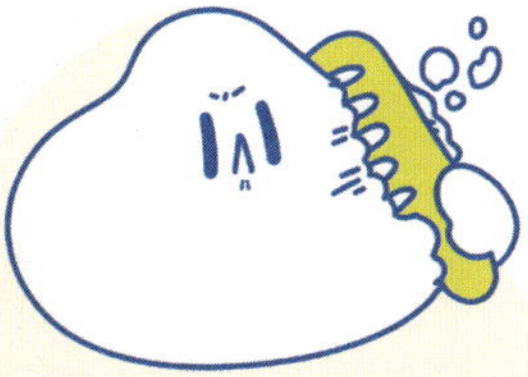

梳头并按摩头部

在早上和睡前梳头 100 次，可以疏通经络，缓解疲劳。

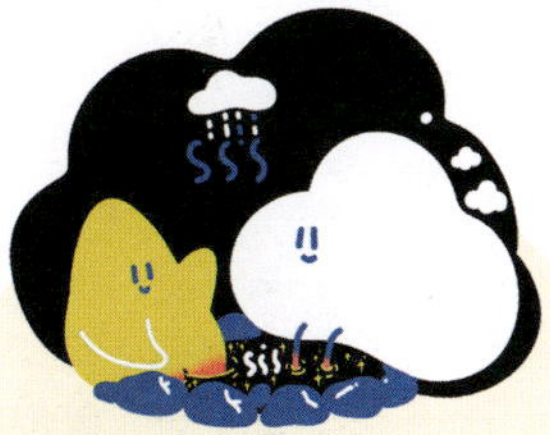

睡前泡脚

睡前泡脚可以缓解身体疲惫，有助于睡眠，可以睡得更香。

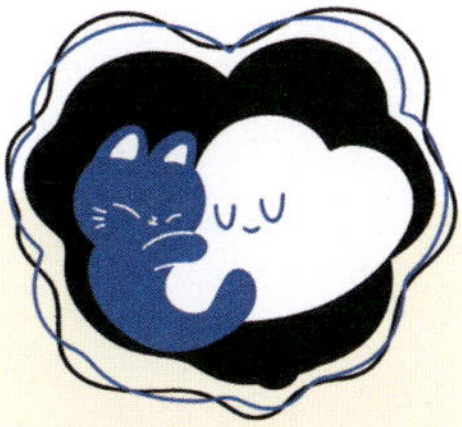

抱抱朋友，给自己充电

正向积极的社交关系可以舒缓精神上的压力，不要硬撑，去找好朋友拥抱一下吧。

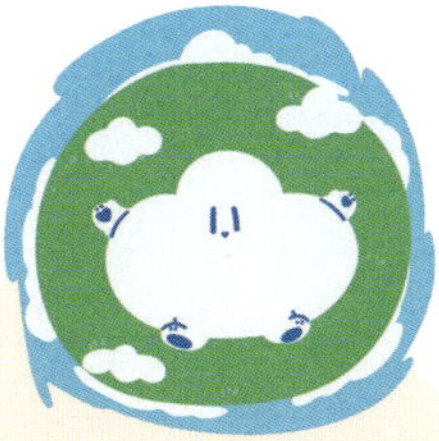

感受大自然

大自然有许多积极的正向能量。当身体疲惫时，多走入大自然呼吸新鲜的空气，感受一草一木。

第14件事 折纸

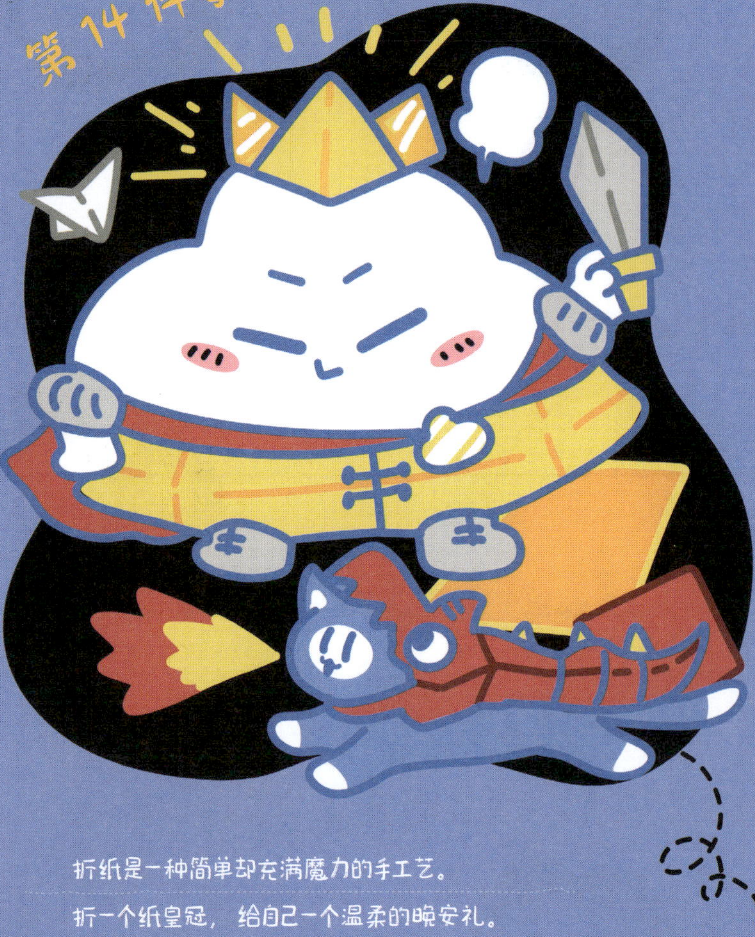

折纸是一种简单却充满魔力的手工艺。

折一个纸皇冠，给自己一个温柔的晚安礼。

当你完成这个小小的纸皇冠时，请戴上它，闭上眼睛，深呼吸3次，感受这一刻的宁静和满足。

告诉自己："我值得拥有美好的生活，我的梦想一定会实现。"

折纸皇冠的步骤

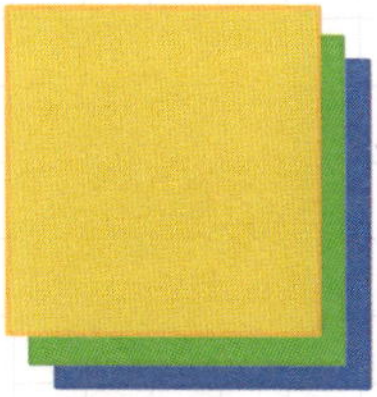

1. 准备材料

选择一张你喜欢的颜色的正方形纸。建议使用稍微硬一点的纸，这样折出来的皇冠会更加立体和美观。

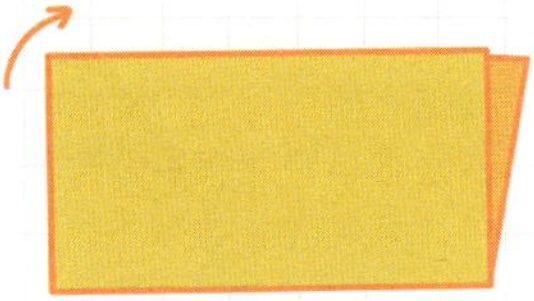

2. 横向对折一次

将纸张沿中线折叠。

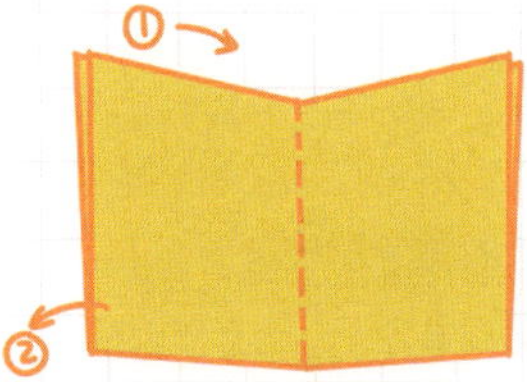

3. 竖向对折并展开

把纸张沿垂直方向对折，再展开，留下一个垂直的折痕。

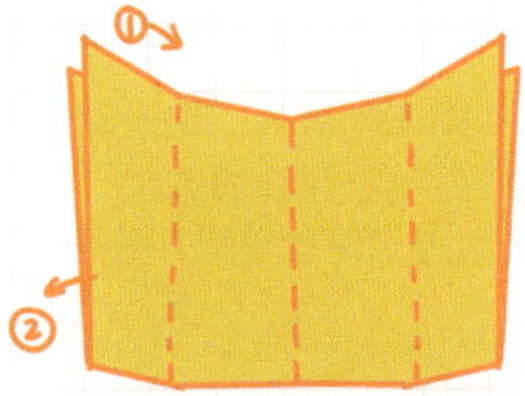

4. 两侧向中心折叠并展开

将纸的左右两侧向中间的折痕处折叠，形成两个新的折线，再次展开。

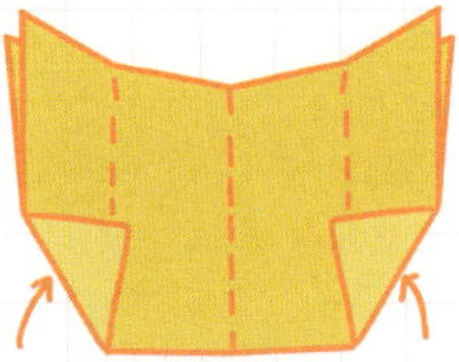

5. 形成三角形

按照留下的折痕，将左右两边折出两个对称的三角形。

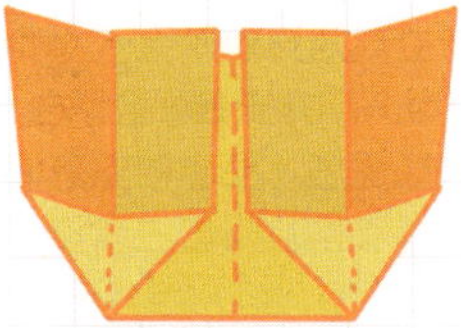

6. 打开并压平

将右侧的折角部分打开并压平，左侧重复相同的步骤。

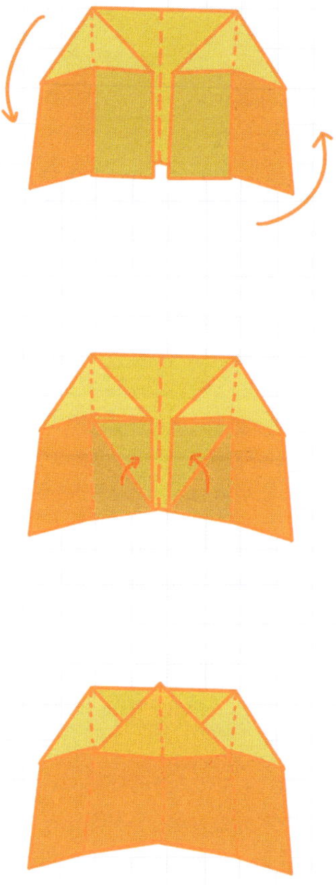

7. 翻转和折叠

将折纸倒转过来，再折出一个三角形。然后将三角形的顶部向上折叠。

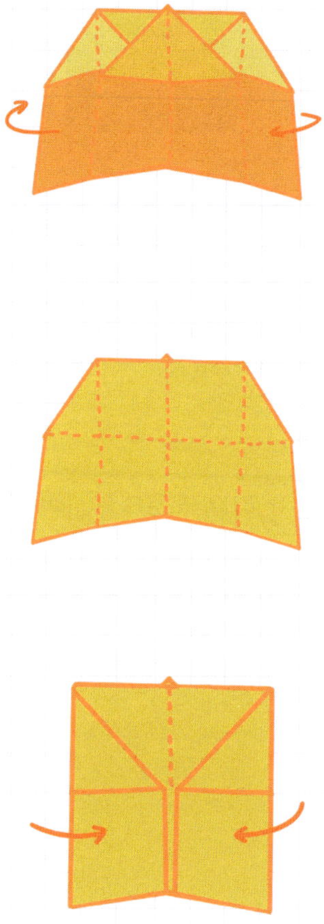

8. 折向中心线

翻转折纸，将左右两侧分别向中心线折叠。

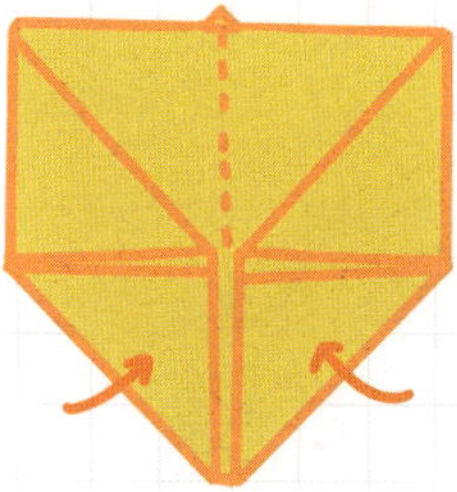

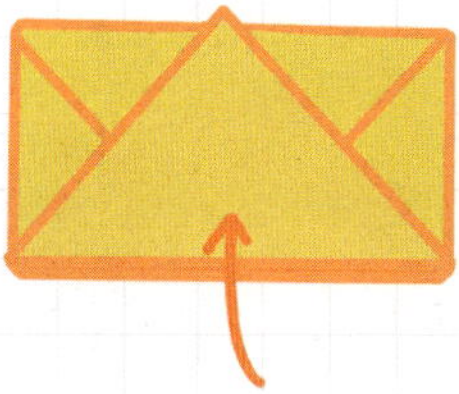

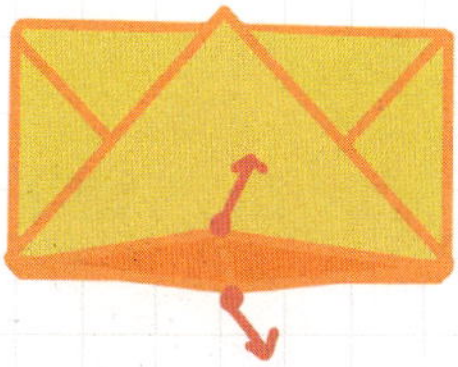

9. 形成最终形状

将下方的正方形部分折成一个小三角形，再将小三角形的底部向上折叠，调整形状，使其与图中所示一致。

修饰：可以根据自己的喜好，在皇冠上画一些简单的装饰，或者粘上一些小贴纸，让它更加独特和美丽。

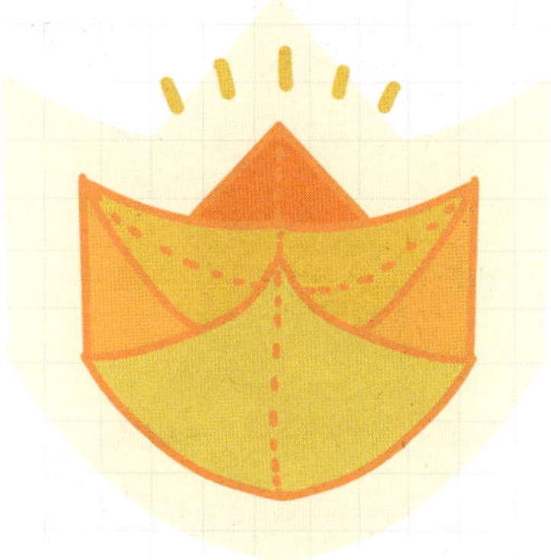

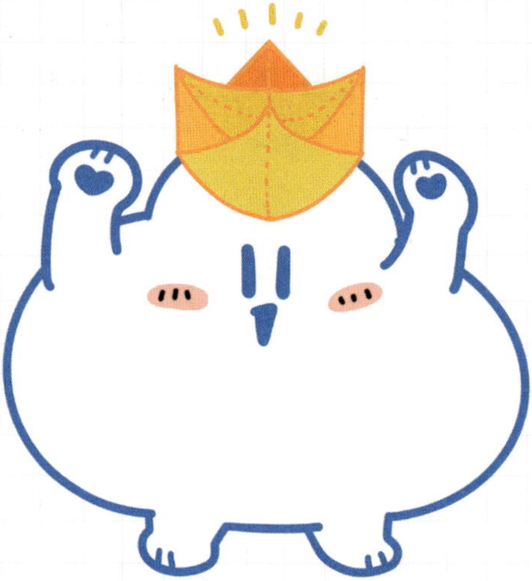

现在，一顶属于自己的独特纸皇冠就完成了！

第15件事 画画朋友，治愈自己。

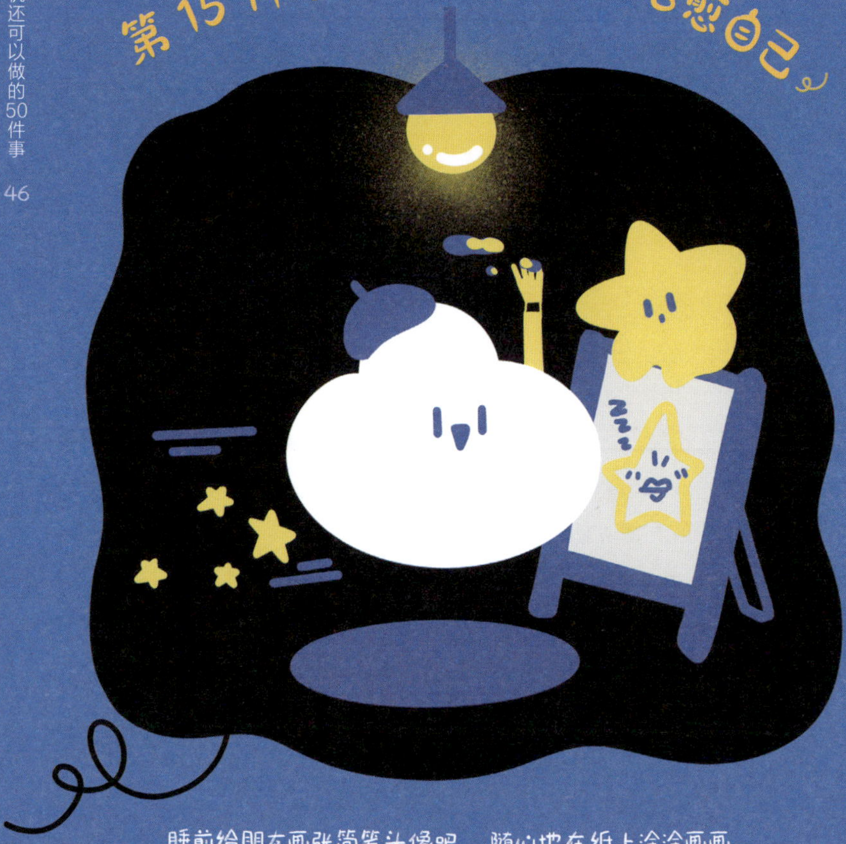

睡前给朋友画张简笔头像吧。随心地在纸上涂涂画画，将情绪宣泄在笔尖，以此来治愈这一天。

先尝试从简单的线条开始临摹，主要以放松为主，开心地享受画画的过程。

不要把画画当作任务去完成，随性地涂抹，选择自己喜欢的颜色，临摹得不像也没关系。美是没有标准答案的！

如何简单几步就把睡睡云画出来！

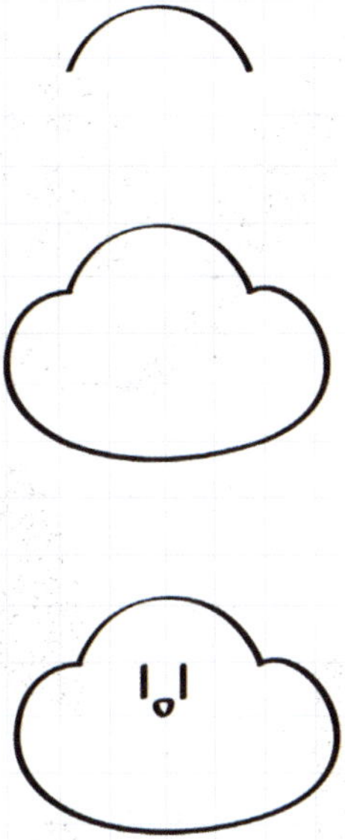

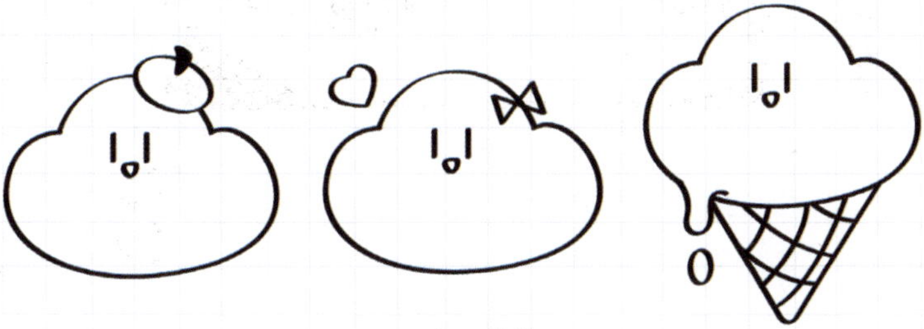

加点小装饰

随手画画，可以给生活添加很多趣味呢！

第16件事 理理财

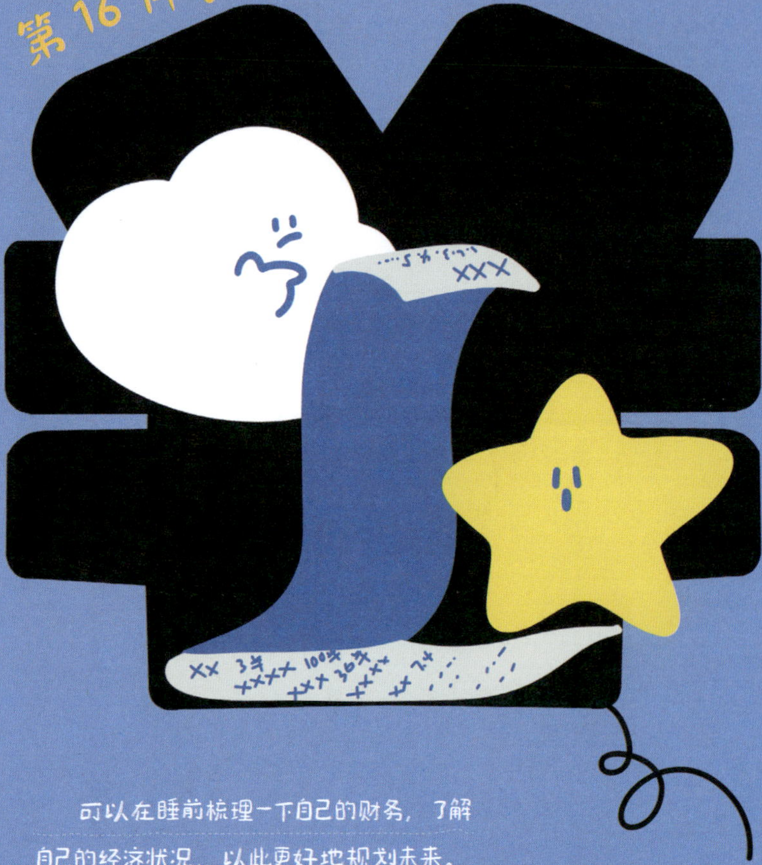

可以在睡前梳理一下自己的财务，了解自己的经济状况，以此更好地规划未来。

小金库也需要细心地经营才能让它越来越“厚实”。

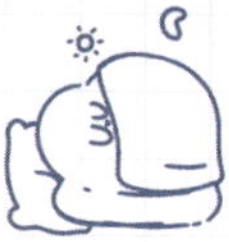

给大家安利 3 个宝藏理财小方法。

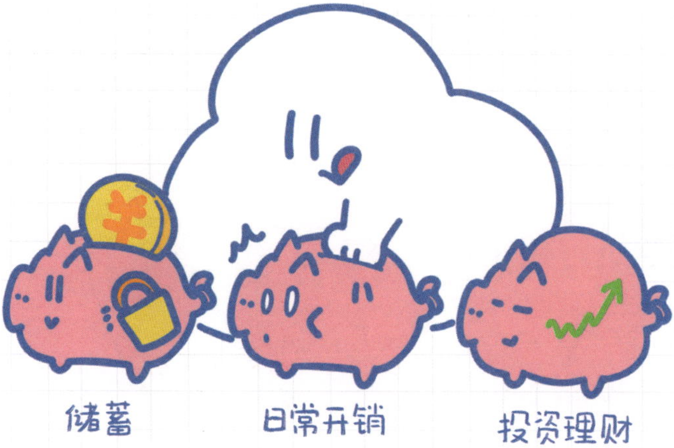

“333”存钱法

将每个月的收入分成 3 份，分别用作储蓄、日常开销和投资理财。

1. 储蓄：存在一个固定的账户里。

2. 日常开销：设置一个新的账户，用于日常吃喝住行等短期生活费用。

3. 投资理财：投资安全稳定的基金、股票等。

注意事项

一定要先储蓄、后消费，把三分之一的钱先存起来，再安排剩下的。

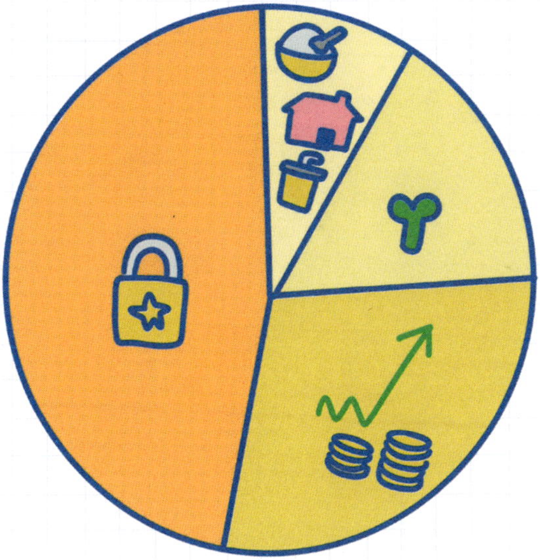

“1234”存钱法

把每个月的收入按比例分成 4 份，按照所需分为四大类用途。

10% 日常开销： 吃喝住行。

20% 保险开销： 医疗保险、意外险等。

30% 投资理财： 投资安全稳定的基金、股票等。

40% 长期储蓄： 保本升值，定期存钱。

注意事项

可以根据自己的需求调整比例。

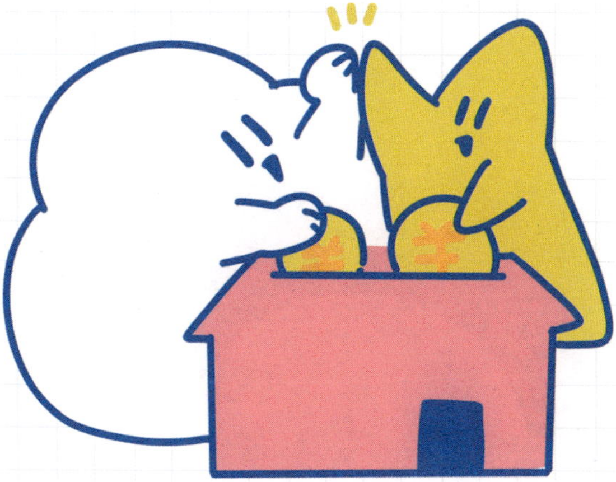

亲密关系存钱法

和亲密的人设定一个存钱计划，具体规则如下。

1. 设定一项短期挑战，比如减肥目标或考试成绩，未达成目标者需将一定金额存入共同账户。

2. 每人定期向账户存入相同金额的资金，用于未来共同活动，如旅行、娱乐活动等。

3. 启动小挑战，比如比赛夹娃娃，输者需存入少量资金至账户。

注意事项

要与亲密伙伴共同制订和执行以上约定和计划哦！

停止超前消费，避免让未来的自己为当前的冲动消费买单。

停止冲动购物，购买物品之前要认真思考自己是否真的需要。

理性消费，积极储蓄！

第17件事 用不同的语言说“我爱你”

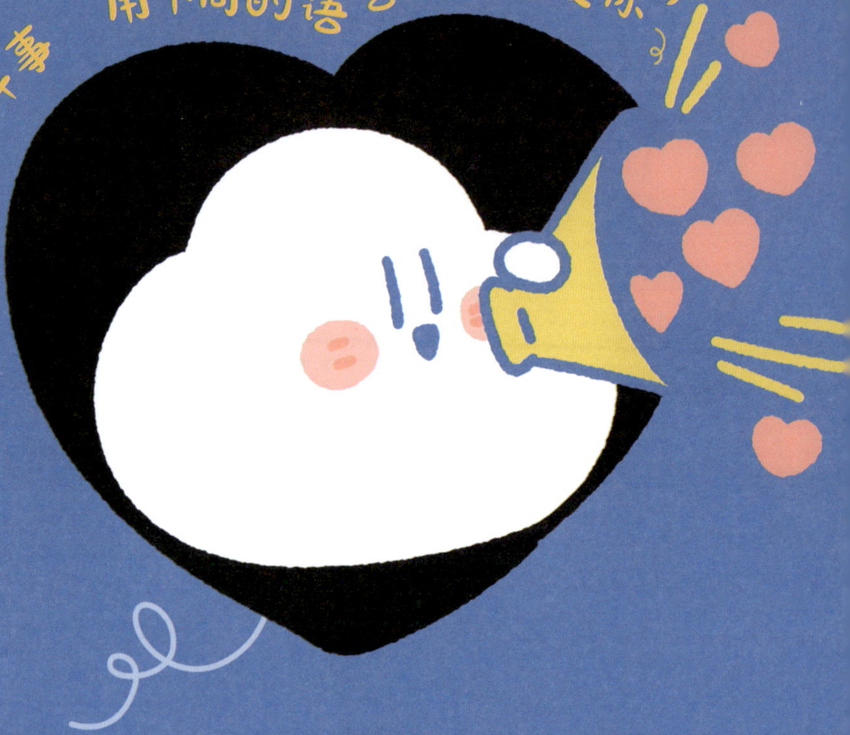

浪漫无国界，试着用不同的语言对你在意的人说一句“我爱你”吧，无论TA是家人、朋友，还是那个特别的人。

愿这份爱意陪伴你度过每一个安然的夜晚。

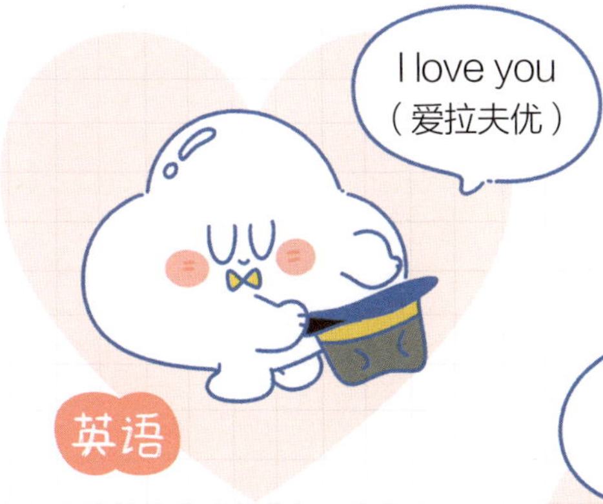
I love you
（爱拉夫优）
英语

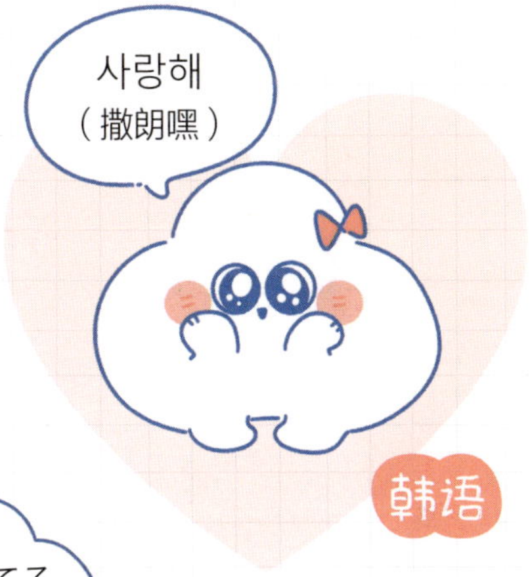
사랑해
（撒朗嘿）
韩语

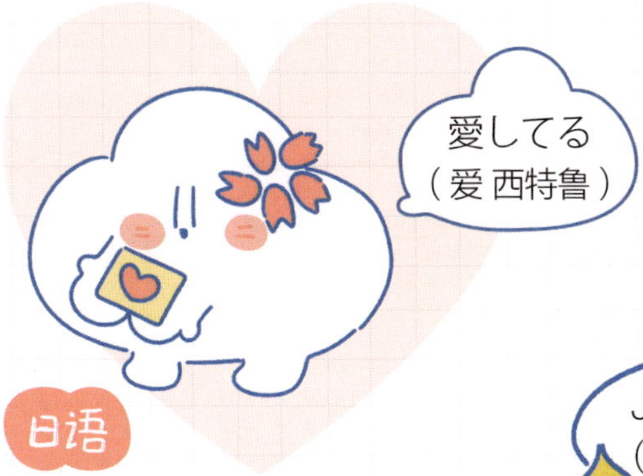
愛してる
（爱 西特鲁）
日语

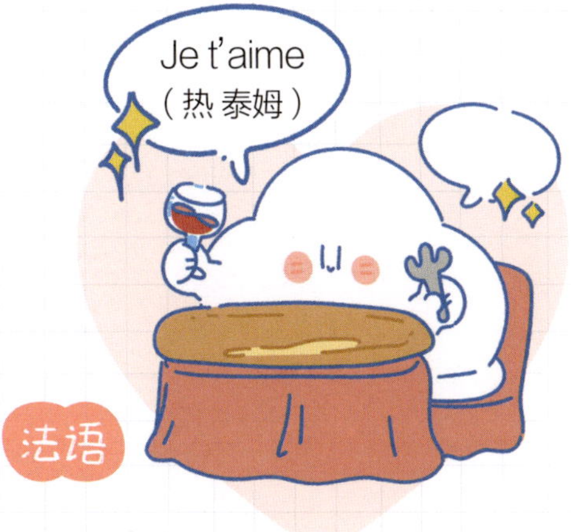
Je t'aime
（热 泰姆）
法语

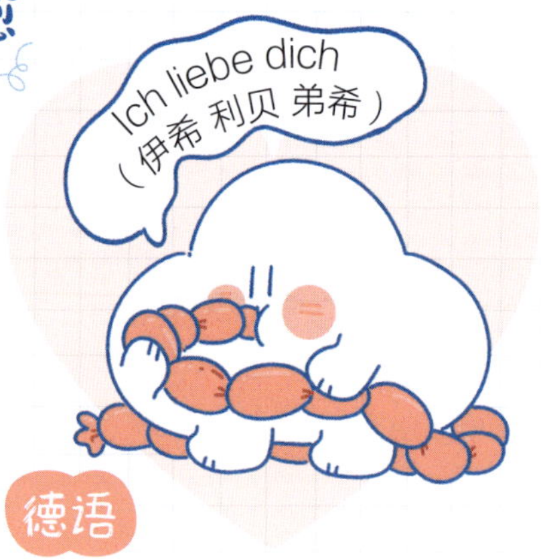
Ich liebe dich
（伊希 利贝 弟希）
德语

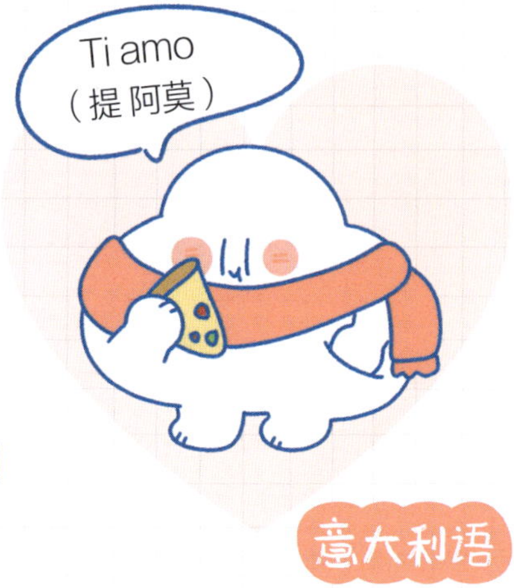
Ti amo
（提 阿莫）
意大利语

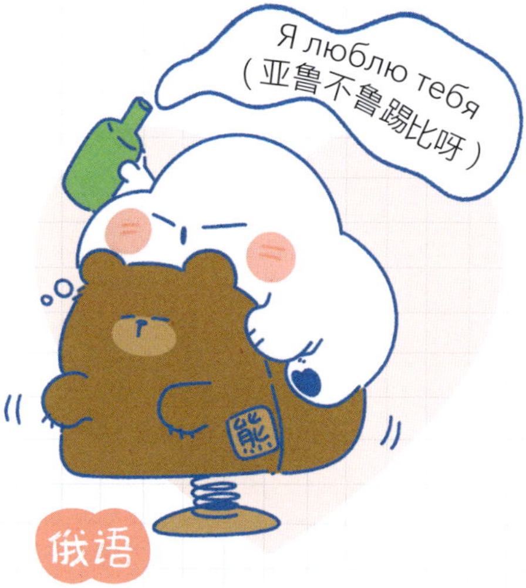
Я люблю тебя
（亚鲁不鲁踢比呀）
熊
俄语

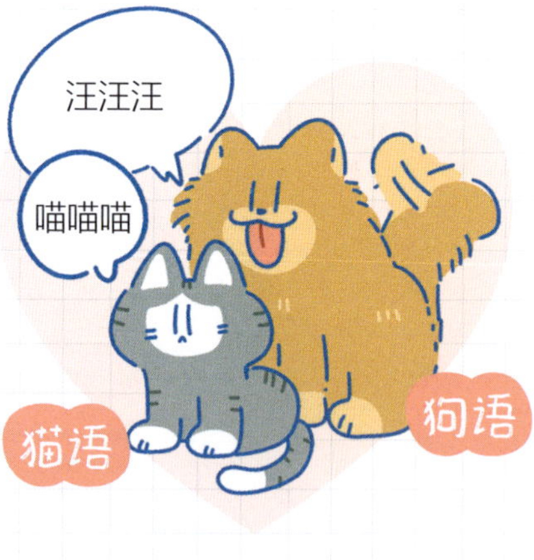
汪汪汪
喵喵喵
猫语
狗语

睡前对自己说

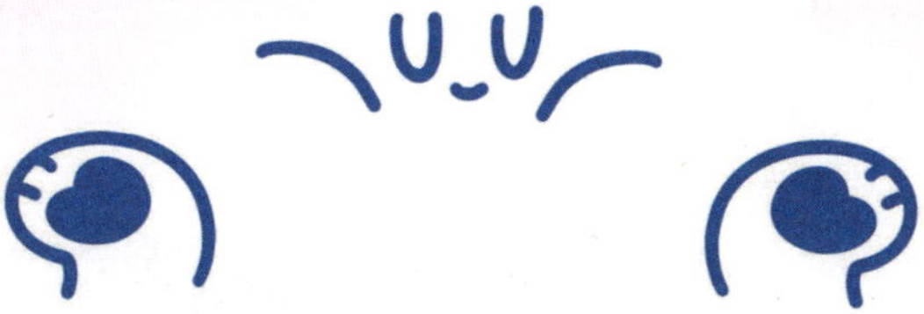

我被这个世界爱着，
没有什么能够打倒我

第18件事 把情绪写出来

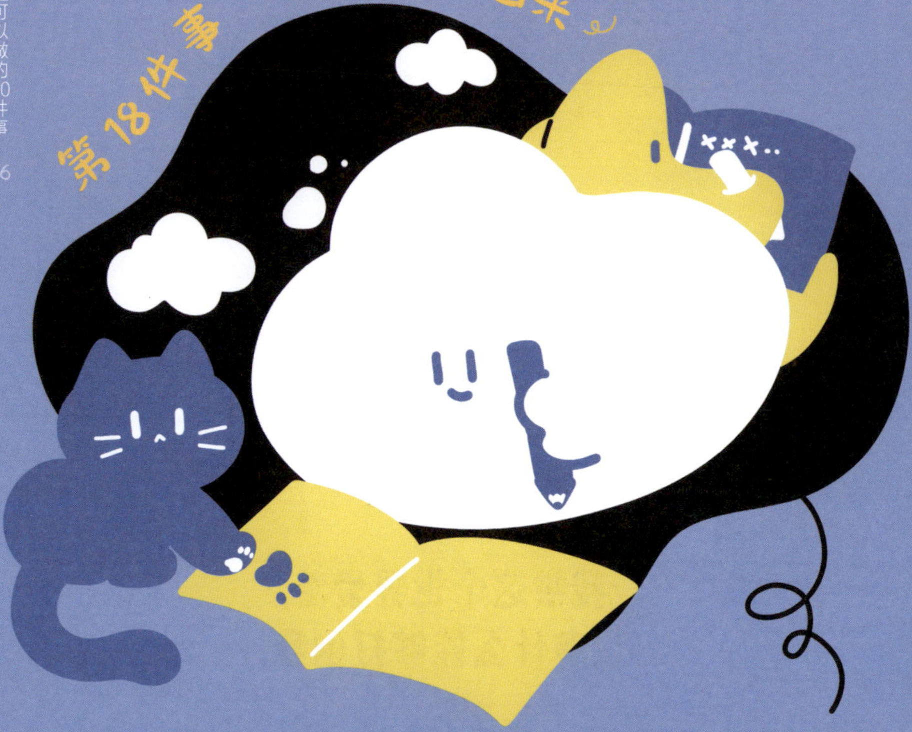

在这个快节奏、信息爆炸的时代，我们常常忽略了内心深处的真实情感。

情绪，这个看不见摸不着的东西，却时刻影响着我们的生活、工作和人际关系。

把情绪写出来，不仅是一种自我表达的方式，更是一种心灵的疗愈。

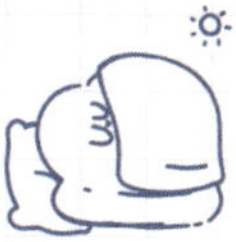

通过“写”这个动作，我们能够整理思绪、察觉内心，释放积压在心中的负面情绪，能够使自己了解到“为什么心情会不好”，从而找到对应的缓解途径，减少心理压力，让内心逐渐感受到宁静与力量。

试试写下这些内容

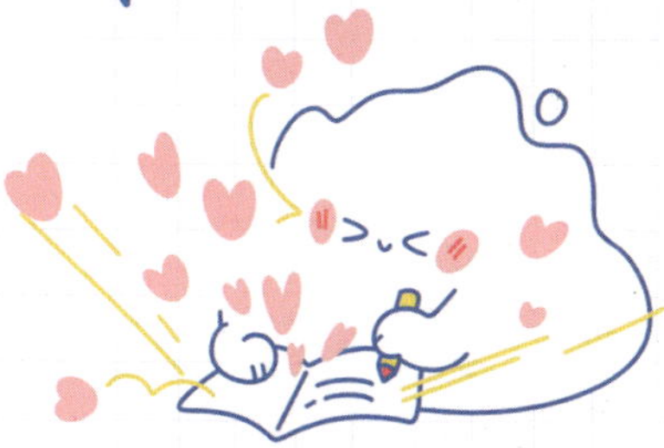

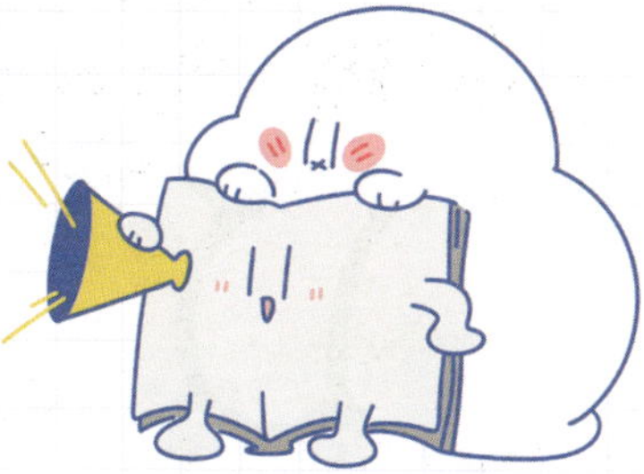

1. 影响情绪的瞬间。不管开心还是不开心的事情，下次再回看会感到其实也就这么回事，开心快乐是最重要的。

2. 想说但说不出口的话。长期坚持可以锻炼自己的表达能力。

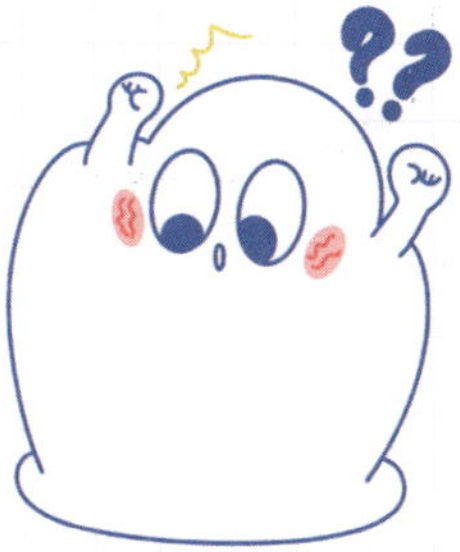

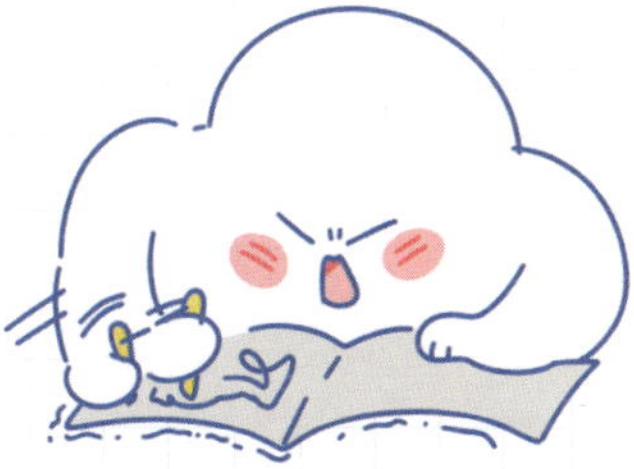

3. 奇怪的日常小事。以后回看会觉得很有意思。

4. 发疯。日记应该是一个解压的地方，适当发疯，自由地表达自己吧。

最后，既然都是随意写，

那就不要在意自己在写作时的情绪稳不稳定了，

不要把写日记当作任务！

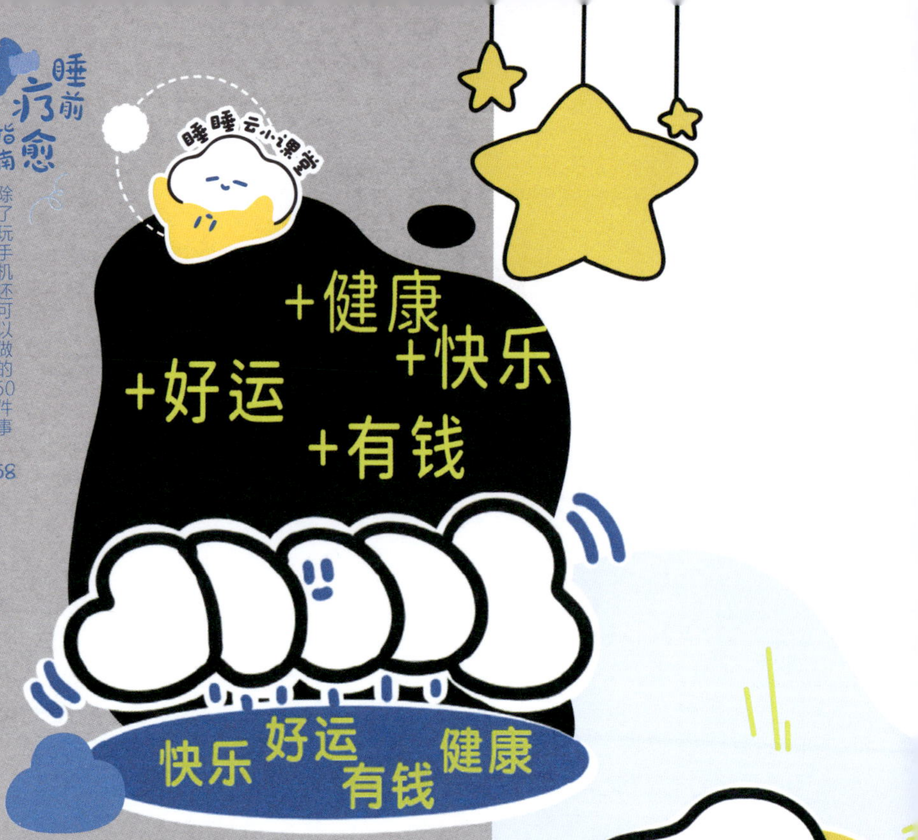

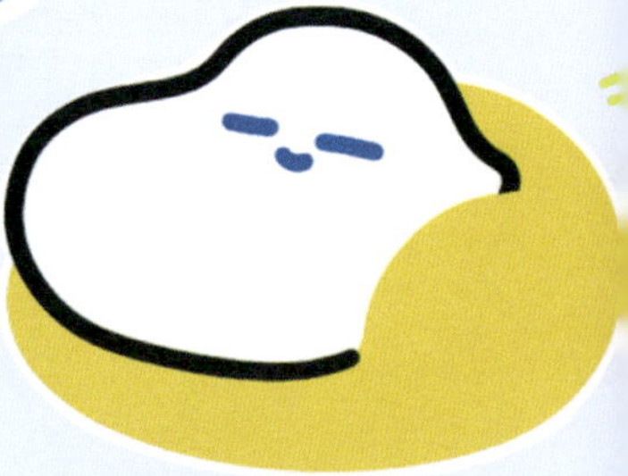

睡前不拧巴，躺平快乐

睡前总是纠结于过去的事情，与自己或他人过不去，焦虑不安，把大量时间浪费在内耗和消极情绪中……不妨尝试这 3 个方法，逐步学会放过自己。

1. 不要沉湎于过去

过去的事情已经成为无法改变的事实。唯一能够改变的是你对这些事情的态度和想法。

别让负面的记忆束缚你，它们不会带来积极的影响。

你需要做的是从过去中汲取经验和教训，以防未来重蹈覆辙。

2. 不要为未来焦虑

许多你担心的问题其实并未发生，很多时候它们都是凭空想象出来的。

告诉自己“慢慢来，即使最坏的情况我也能应对自如”。

如果你感到焦虑，可以尝试采取措施避免风险，不要只停留在负面的想象中，而是积极寻找解决办法。

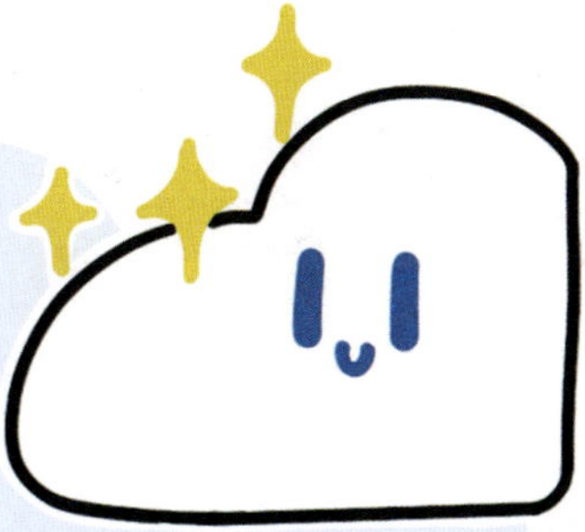

3. 享受当下

珍惜你现在所拥有的一切：
健康的身体、吃嘛嘛香的胃口、
健在的家人和无话不谈的朋友……

享受当下的各种乐趣：单身的快乐、与他人交流的快乐、品尝美食的快乐以及各种不同的体验。

因为只有活着，你才能感受到这个世界，才能体验一切可能性。

第19件事 吹吹晚风

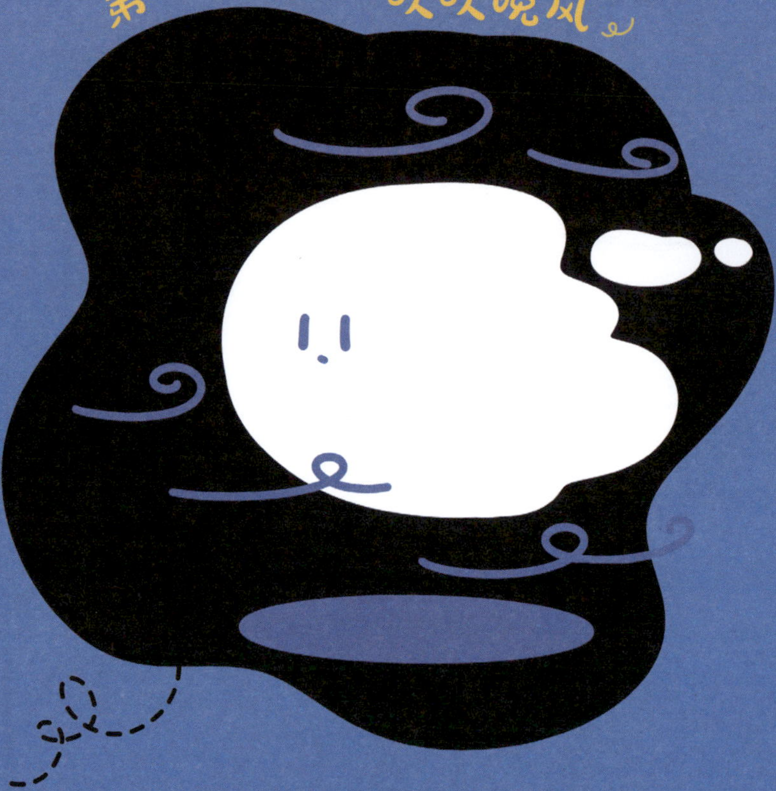

晚风拂面，带来了大自然纯净的空气，夹带着植被淡淡的清香，夜晚的序幕开启了。

晚风吹来时的每一次深呼吸，都像是在进行一次身心的净化，将体内的浊气排出，吸进新鲜的氧气。

这种呼吸的愉悦，不仅有益于身体健康，更是一种难得的精神享受。

1. 让风吹进房间。在做好保暖措施的前提下，把室内的窗打开，让风在房间流通，“清洗”房间里和脑袋里的浊气。感受风在室内的流动，有助于身心愉悦，思维也会更清晰。

2. 走出去，感受风的力量。去公园或者操场散散步，感受自然风，回家洗个热水澡可以睡得更香。

当我们散步的时候会发现自己的思维特别清晰活跃，特别是当一阵风迎面吹来时，会突然冒出很多有趣的想法。

晚上散步的好处有哪些

适度的户外活动，结合晚风的滋养，不仅能增强体质，还能促使大脑分泌内啡肽，缓解不良情绪，令心情愉悦，也可以改善晚上的睡眠。

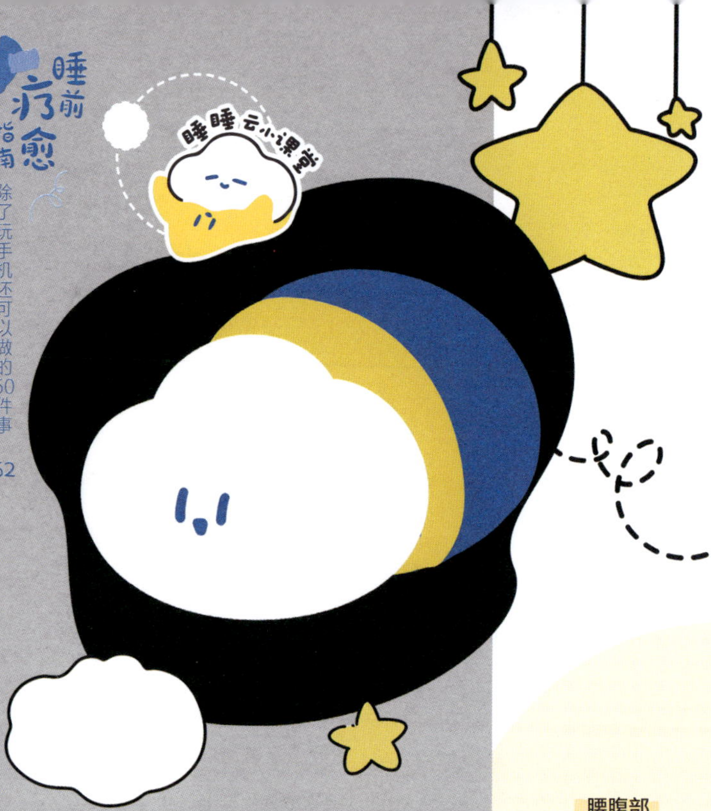

睡觉时要藏起来的身体部位

晚上开空调或者窗户时，这些部位尽量不要露出来，要用被子好好盖住。

腰腹部

腹部尤其是肚脐，非常敏感。夜间腹部长时间暴露在外，容易受寒，可能导致腹泻、痛经和消化不良等问题。腰部有八髎穴，需要特别保护，否则可能引起体寒、肾虚和月经不调等症状。

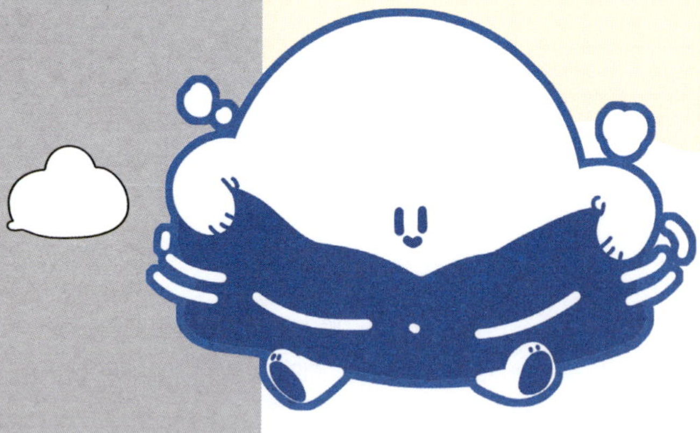

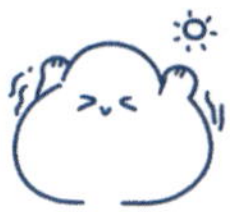

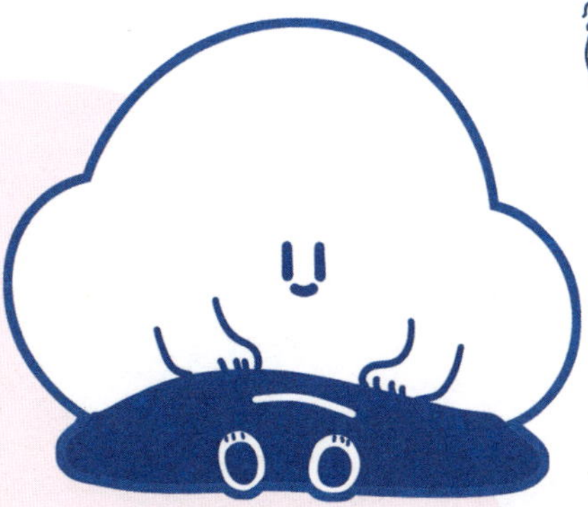

脚踝和膝盖

腿部有很多重要的穴位。脚踝经常受寒容易伤肾伤身，膝盖长期受寒容易诱发关节疾病。所以，睡觉一定要保护好腿部，确保温暖。建议晚上爱踢被子的朋友们可以试试穿睡眠袜，或者把脚塞到身边人的衣服里。

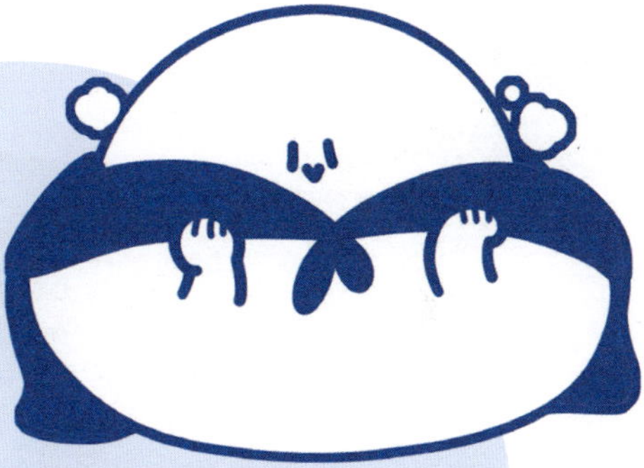

颈部

颈部受寒会导致血液循环不畅，并引发疼痛和肌肉僵硬等症状。

空调冷风直接吹向颈部，容易造成颈部持续痉挛、后背酸痛等问题。

冬天最幸福的事情就是

缩在被窝里美美地睡一觉!

第20件事 玩玩脚趾头

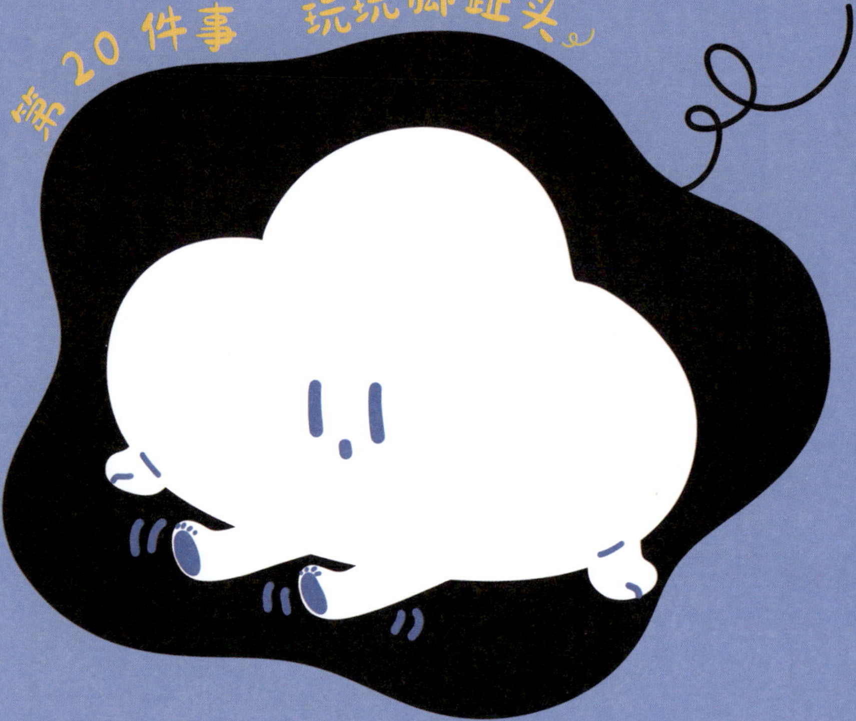

脚趾坚持每天做“石头、剪刀、布”这三个动作15分钟，可以改善扁平足、足趾外翻，加快脚掌的血液循环。这组练习也可以很好地激活脚趾和足底筋膜，改善小腿粗壮，可谓是“牵一趾而动全身”。

1.“石头”：把所有脚趾紧紧地抓扣住。这个动作反映的是头部血液循环情况。睡不好、大脑供血不足、精神压力大的人，这个动作一般做不到位。

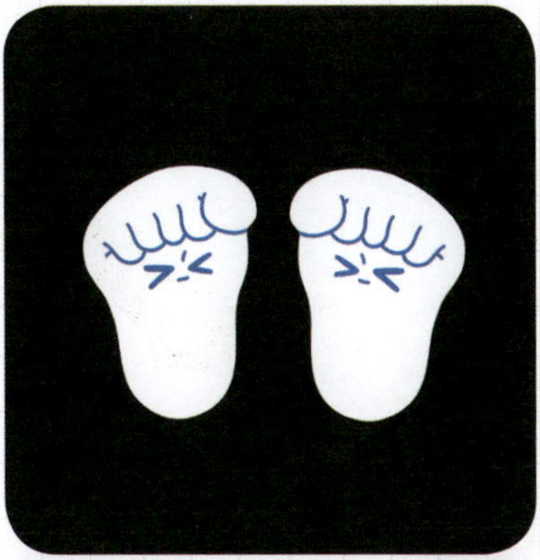

2.“剪刀”：把大脚趾向上翘。这个动作反映的是腰部情况。腰椎有问题或者腰肌劳损的人，做这个动作可能会比较困难。

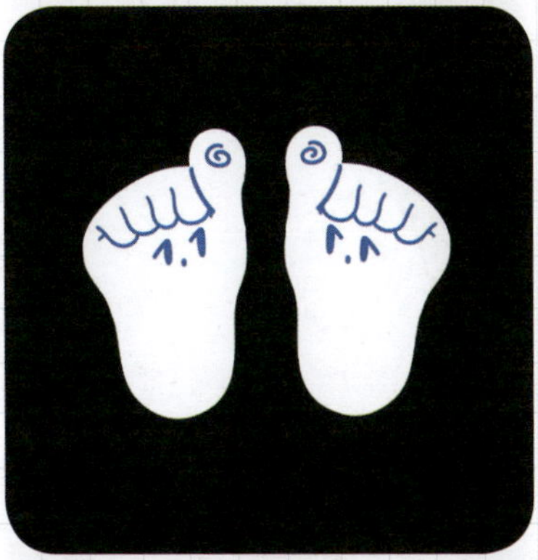

3.“布”：把所有脚趾尽力舒展开。这个动作反映的是身体经络情况。脚趾分得越开，说明经络越通畅。

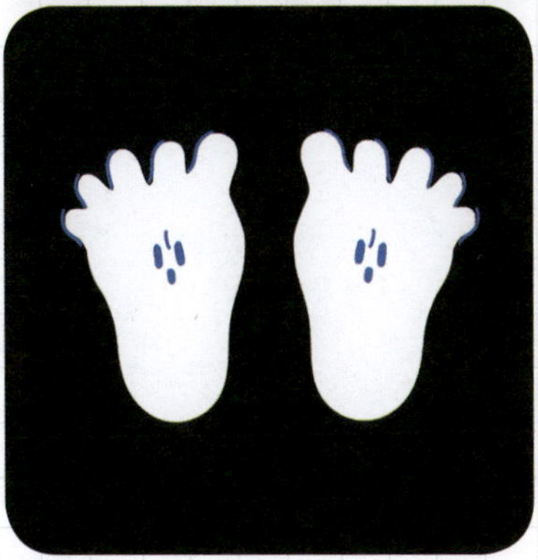

快练习起来，重新找回脚趾的作用吧！

第21件事　找个喜欢的东西握住

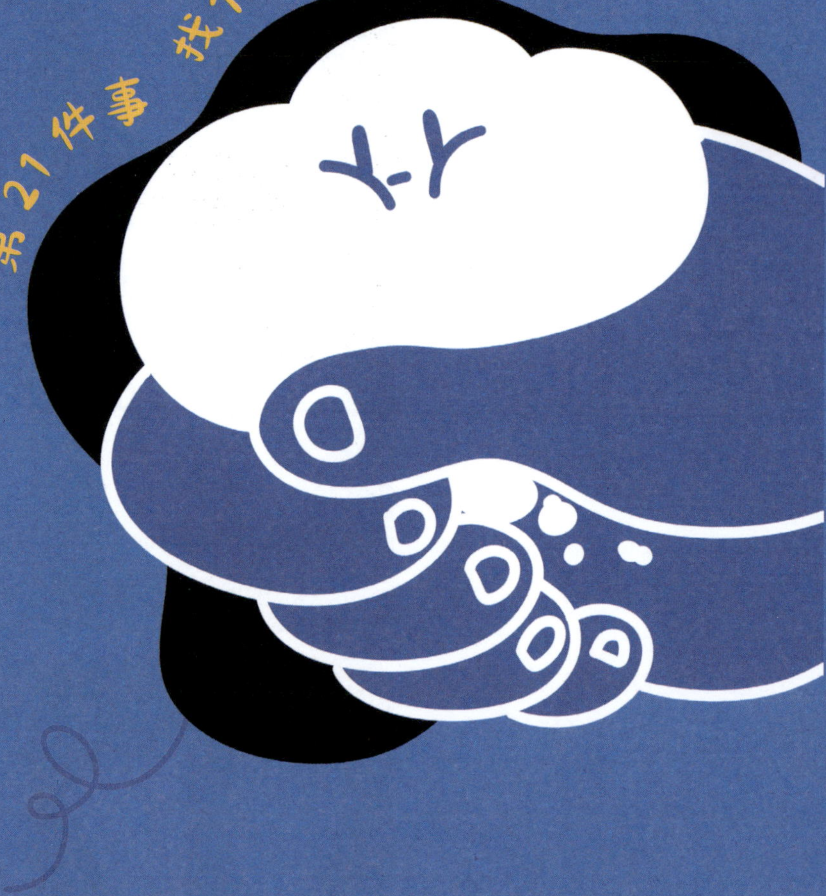

睡前找个喜欢的物品握住能让自己睡得更加安心。

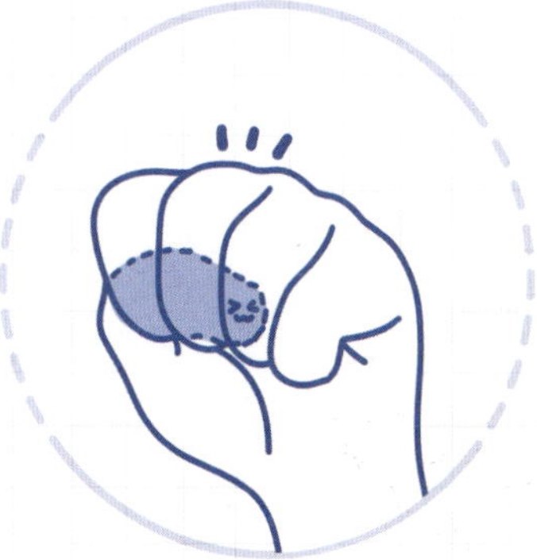

1.握住大拇指：这个动作在中医养生法里叫作“握固法”，睡前做这个动作可以快速入睡。在精神不振时，这样握拳会更有精气神，更有力量。“握固”就是大拇指内扣握拳，婴儿天生就会这样握着睡觉。握固之法，正好握住了肝窍，人体就好像关上了房门一样可以静心安魂，自然入眠。

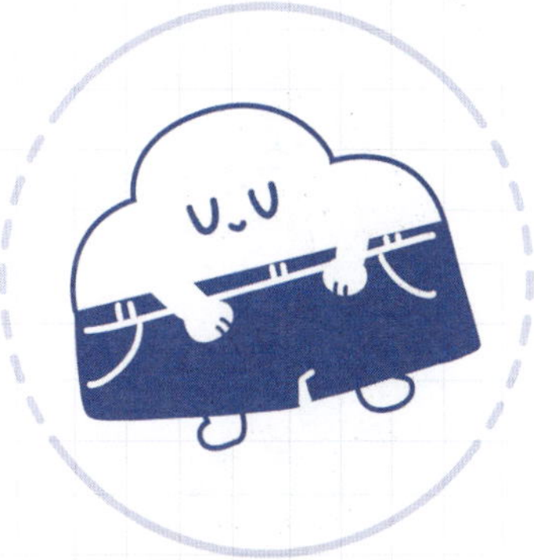

2.握住裤子松紧带：可以舒缓不安的情绪。在睡觉时无形中给自己一个心理上的支撑。

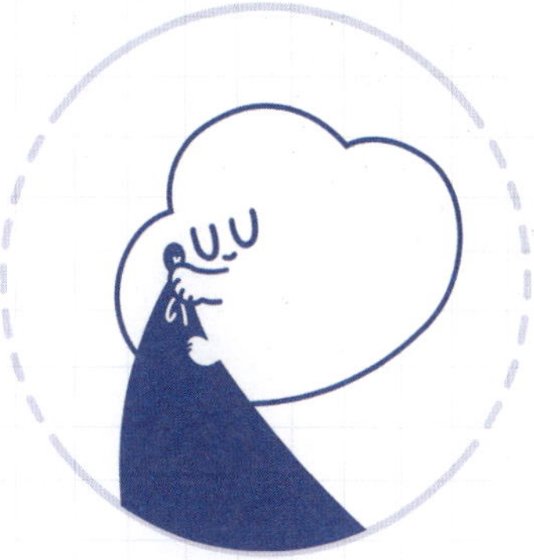

3.握住被角：可以给人心安的心理暗示。在睡觉时握住被角会暗示自己有一个屏障保护着自己。

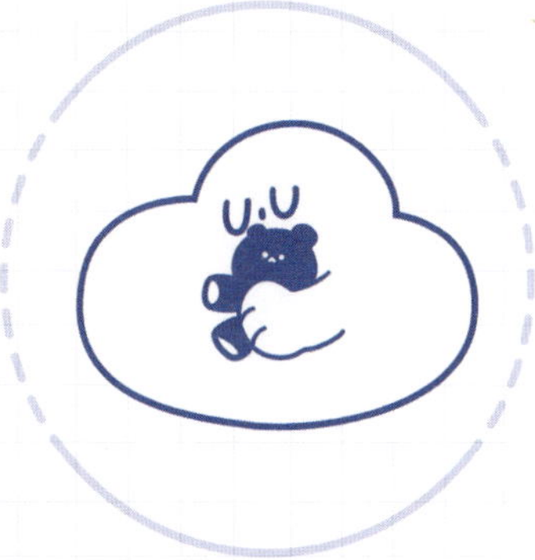

4.握住小玩偶：可以舒缓缺乏安全感的焦虑心理。

找个让自己感到依赖的物品来安抚自己，

也可以缓解失眠。

第22件事 给自己注入能量

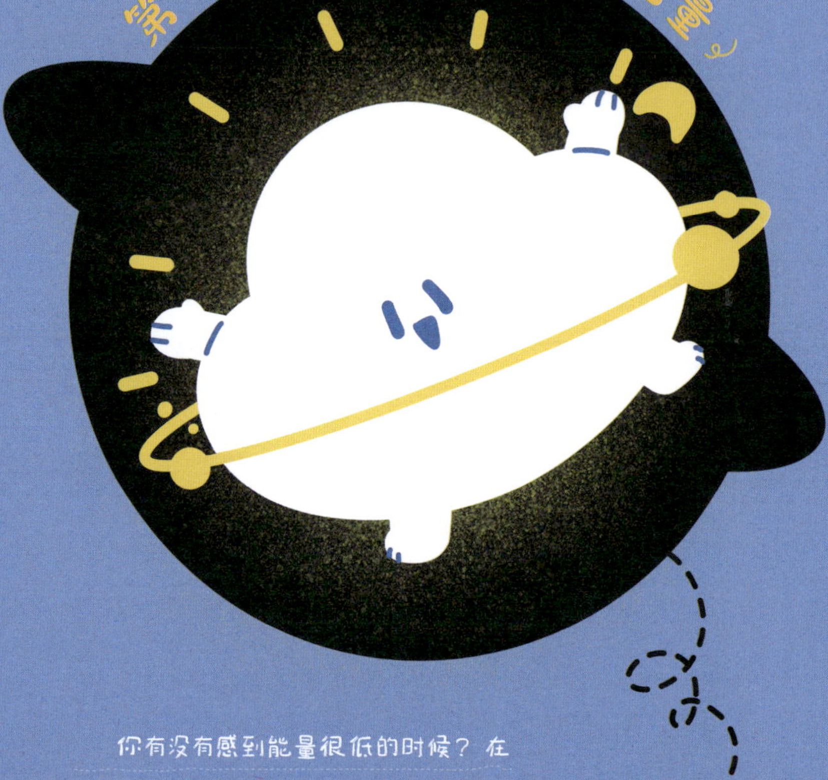

你有没有感到能量很低的时候？在睡前试试这几个方法，让身体周围的能量正向流动吧！

悄悄告诉你：经常说“我好幸运”就真的会变幸运哦！嘘，这只能和最亲密的人说！

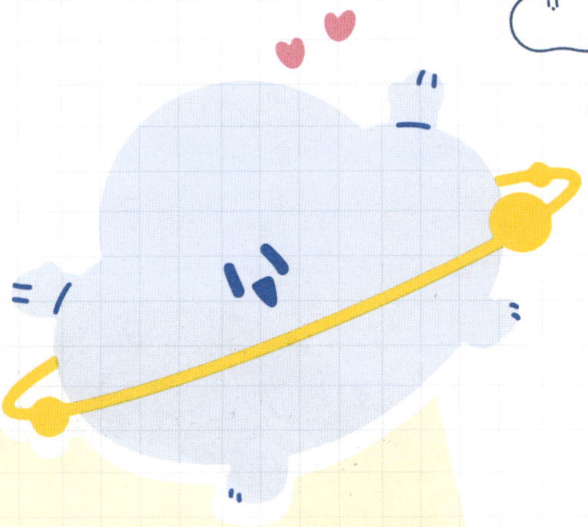

1. 多夸奖自己。你就是自己世界的中心！

2. 培养容易知足的心态。给脑袋装一个快乐小雷达，每天捕捉能够让自己快乐的小细节，睡前总结一天的“小确幸[1]”。

3. 给生活多一点支持。在一成不变的生活中找找有趣的变量吧。

4. 定一个明确的目标。坚持去做一件事情，可以使情绪越来越稳定，也越来越喜欢这样向上的自己。

5. 勇于尝试不同。用新鲜的事情刺激、活跃周身能量。

6. 屏蔽不开心的人和事。在遇到让自己不开心的人和事时，用“不回应”或者“微笑”来面对，这些人和事不值得你付出任何情绪和时间。

---

① 小确幸：网络流行语，指微小而确实的幸福与满足。——编者注

第23件事 捏捏脸

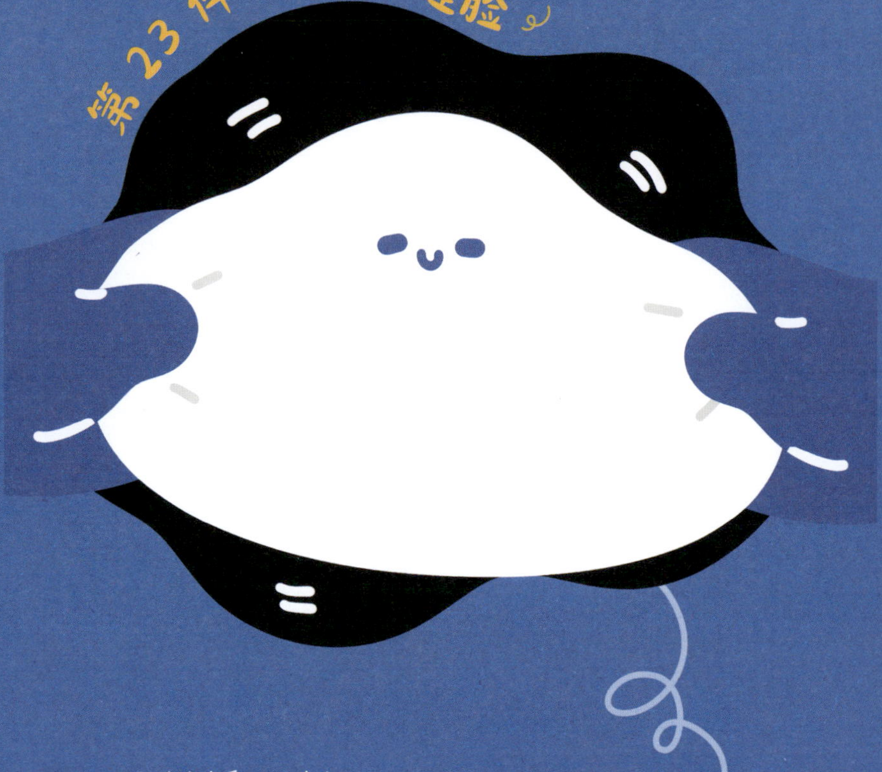

捏脸这个看似孩童般的举动，不仅可以带来精神的慰藉，长期坚持还能锻炼面部肌肉！

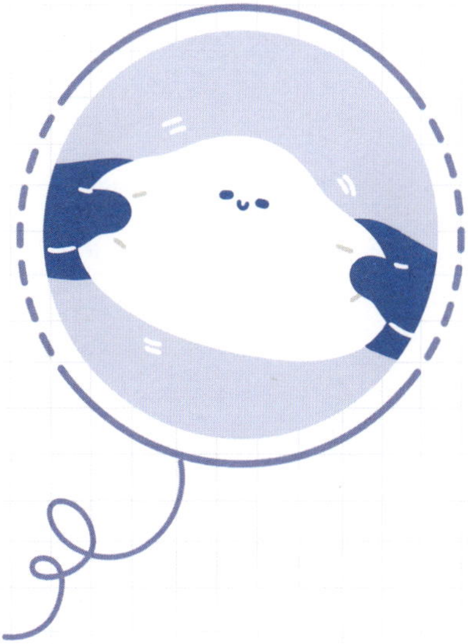

捏脸的好处

1. 让紧绷的神经在睡前放松下来。按摩眼眶、鼻子、脸颊，促进面部、头部血液循环，给大脑提供更多的氧气，也能使自己更放松。

2. 让皮肤变好。按照特定的面部按摩手法，垂直方向捏抬头纹和法令纹，促进真皮层细胞运动，长期坚持能在一定程度上减轻面部纹路，让皮肤更细腻红润。

3. 让面部表情更灵动。白天过度使用面部肌肉感到疲惫时，睡前可以捏捏脸来放松肌肉。面部肌肉不僵化可以使日常面部表情更灵动。

怎样有效捏脸

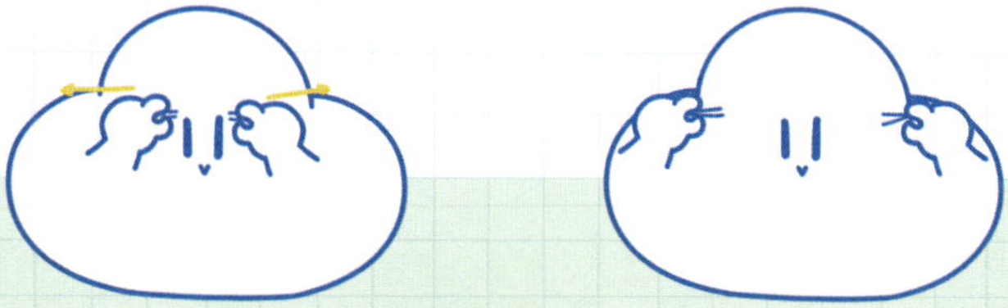

1. 如果经常眼干眼涩、情绪低落，可以捏捏眉毛。因为眉毛是体现情绪的部位，方法是用两根手指的指腹，顺着眉头捏到太阳穴，多捏几次就会感到身体热热的，心情也会感到舒畅。

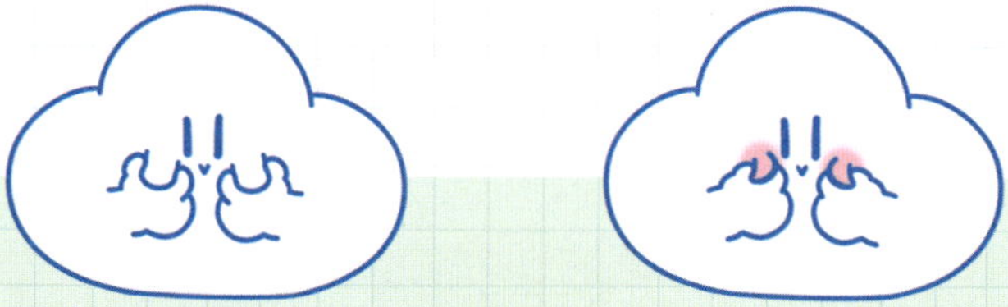

2. 如果胃部不舒服，可以捏捏鼻子两侧的脸颊。按照从鼻子两侧到脸部外侧的方向刮捏。

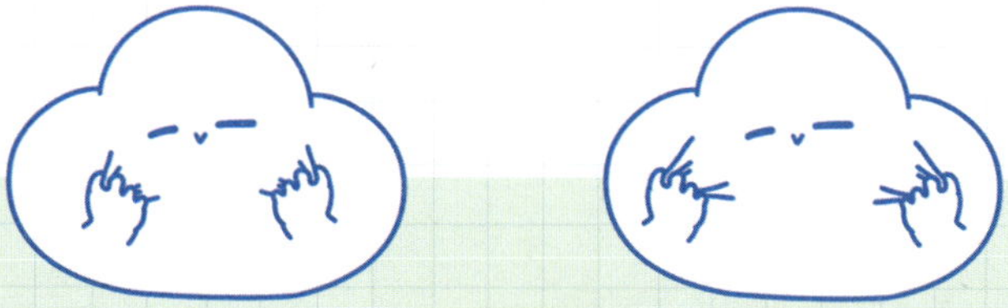

3. 如果肠胃不太好、上厕所不顺畅，可以捏捏两腮。方法是捏住两腮的皮肤轻轻向外拉扯。刚开始感觉面部酸酸硬硬的话就多捏几次，舒缓面部僵硬的肌肉。

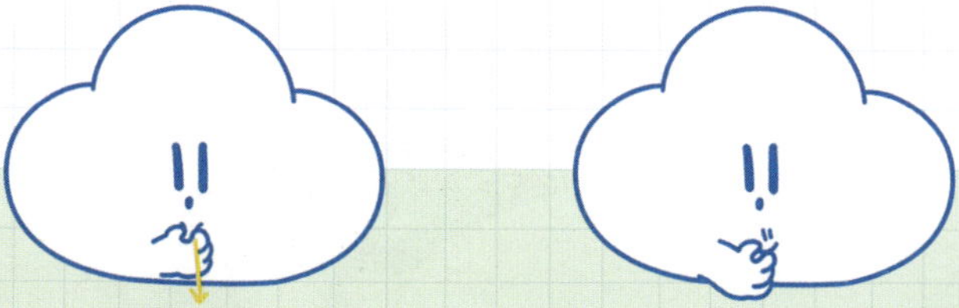

4. 如果嘴巴经常感到干燥，可以捏捏下巴，促进唾液分泌。

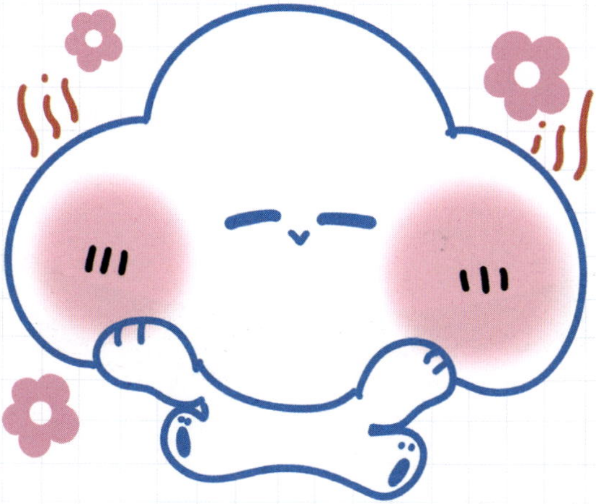

按摩前要洗干净双手哦！

这几个动作力度不用太大，捏到微微发热就行，

睡前捏脸以此放松面部，能够睡得更香！

第24件事 拍拍头

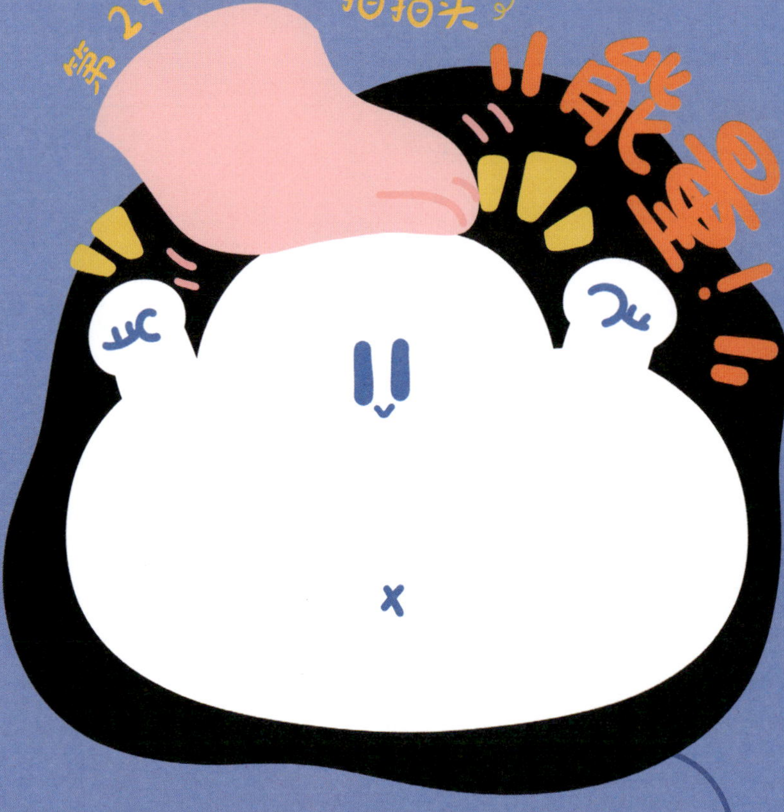

当你生气的时候，试试拍拍自己的头顶。

就像我们平时给气球放气一样，当负面情绪积压在心头时，我们也需要一个“排气开关”来释放这些负能量。

而这个“开关”就藏在我们的头顶上!

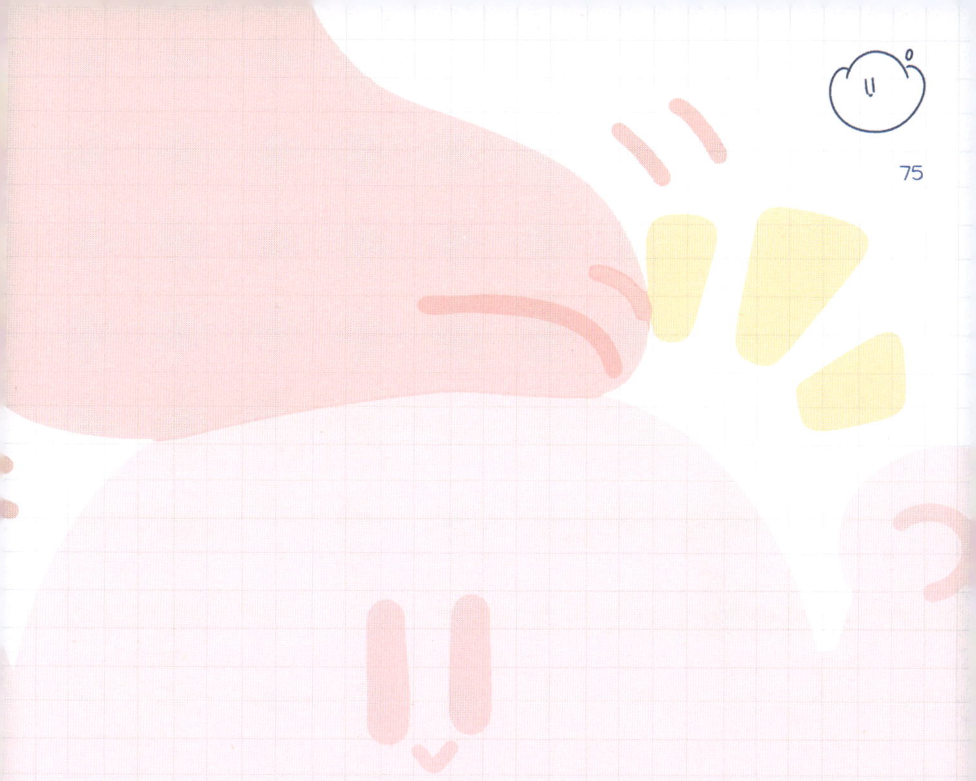

百会穴——情绪调节的神奇开关

百会穴位于头顶的正中央，具有调节情绪、缓解压力和提升精神的作用。当我们轻轻拍打百会穴时，不仅可以转移注意力，还能通过刺激这个穴位来平衡体内的气血，达到镇静安神的效果。

为什么拍头会有用

当感到愤怒时，大脑中的杏仁核（控制情绪的部分）会变得非常活跃，导致情绪失控。而通过物理刺激，可以让大脑皮质（负责理智和思考的部分）重新接管情绪控制权，逐渐使内心平复。

拍头的正确姿势

找到“排气按钮”：
用双手的中指分别沿着耳朵上方向头顶汇合，指尖交汇处就是百会穴所在的位置。

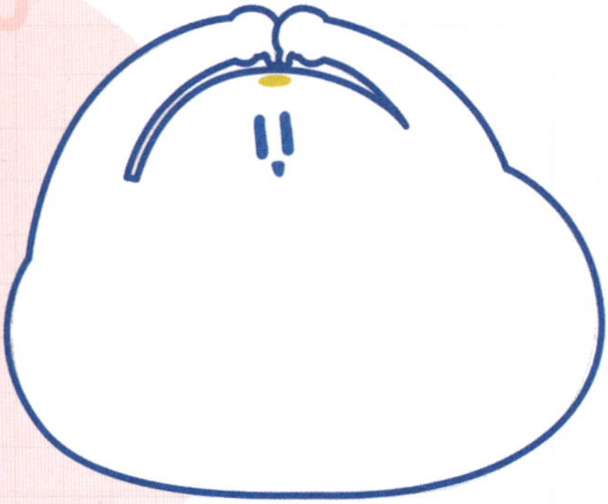

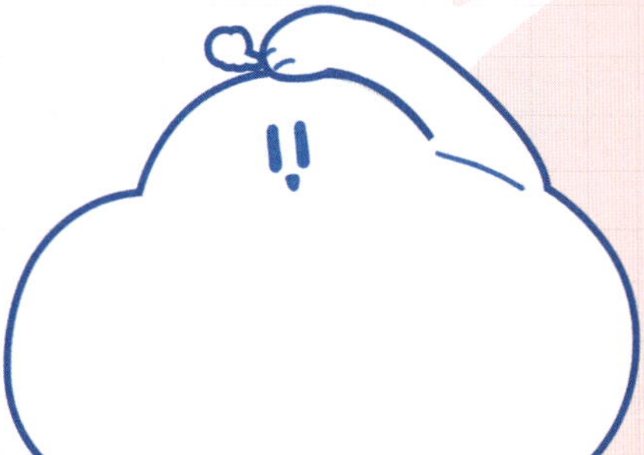

轻轻拍打：用手指轻轻拍打或者按摩百会穴，力度不要太大。

深呼吸：每次拍打的同时，配合深呼吸。吸气时感受空气进入肺部，呼气时想象负面情绪随之排出体外。

重复几次：重复拍打和深呼吸，直到感觉情绪有所缓解。

生活中的烦恼总是难免的，

但我们有很多方法可以帮助自己保持平和。

下次当你感到愤怒时，

不妨试试拍拍头顶吧。

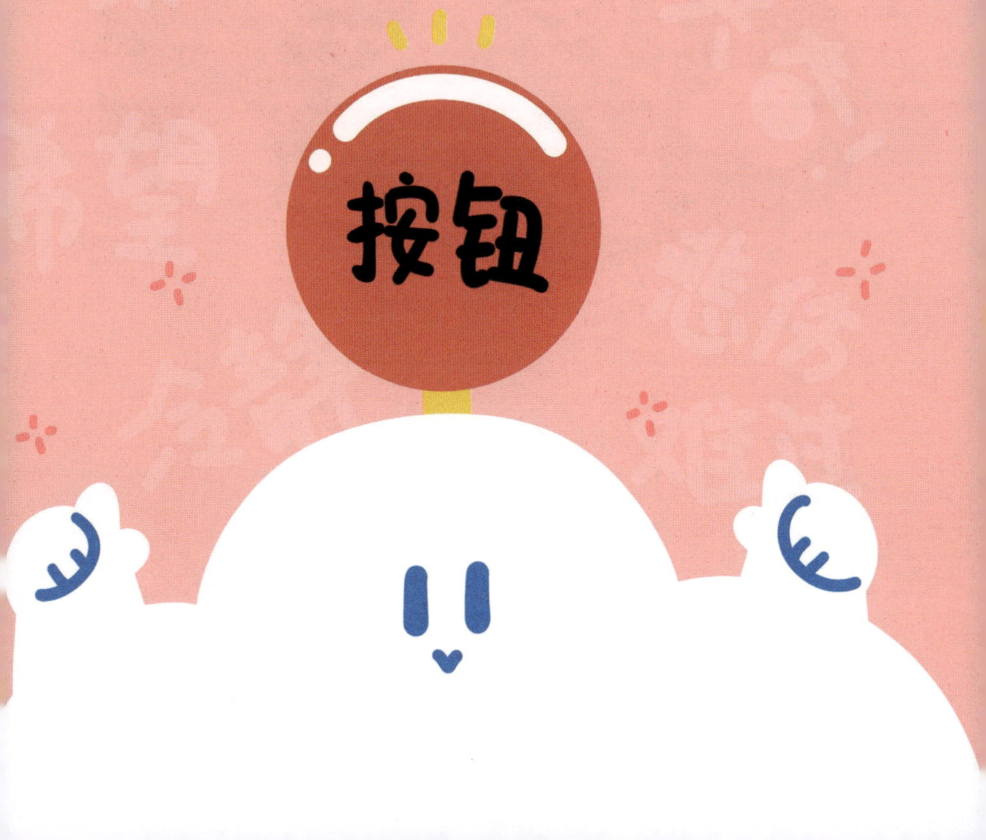

第25件事 扔掉负能量垃圾

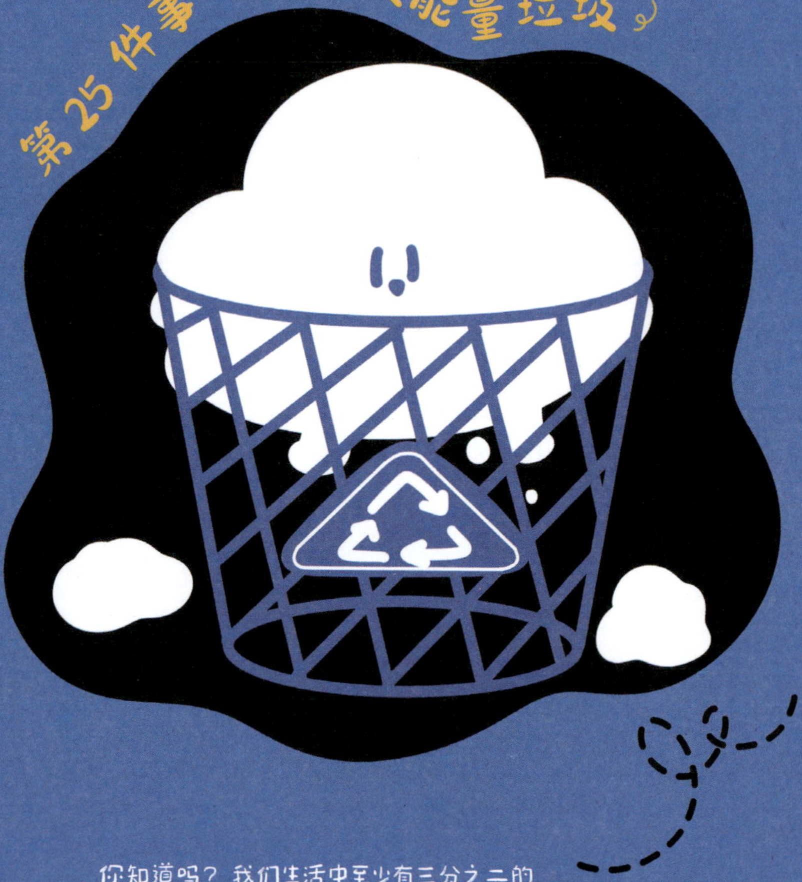

你知道吗？我们生活中至少有三分之二的东西是不需要的。

家里杂乱无章会慢慢地给你带来负能量，不仅占地方，还不利于身心健康。

快来和睡睡云一起清理负能量垃圾，但不要太劳累哦，以免影响入睡。

8 大类负能量垃圾

1. 过期的食物

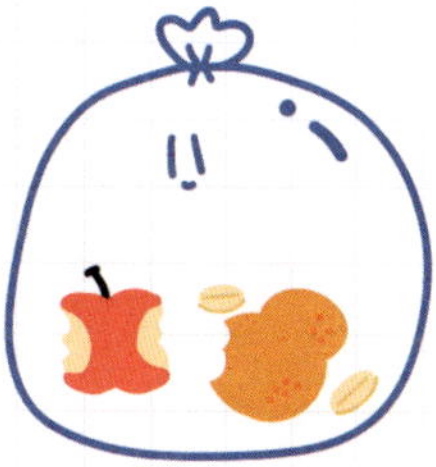

扔掉过期的食物，它们在悄悄影响你身边的正能量磁场。过期的食物和饮料、已经腐烂或变质的食材、不再食用的罐头食品、过期的药物……

2. 不再使用的护理产品

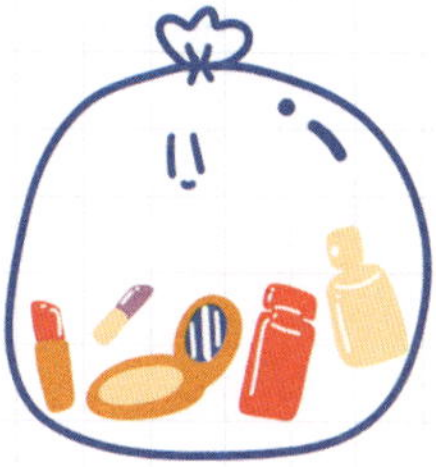

过期或者已经用完的化妆品和护理产品、不再使用的护肤品或者洗护用品、不喜欢且搁置已久的化妆品……

3. 不需要的纸质物品

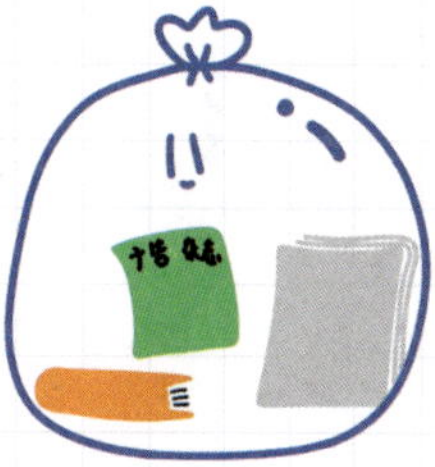

已经读过的旧报纸和杂志；不再需要的旧信件、收据、文件；广告传单；不再阅读的书籍；多余的学习资料……

4. 不合适的衣物

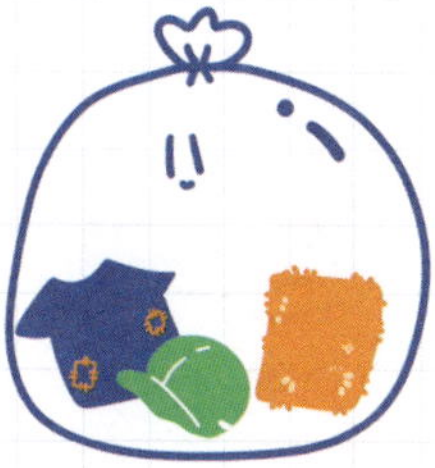

不再合身、过时和破损的衣服；很久没穿的衣服；旧毛巾、床单和浴巾；破损的窗帘和床上用品……

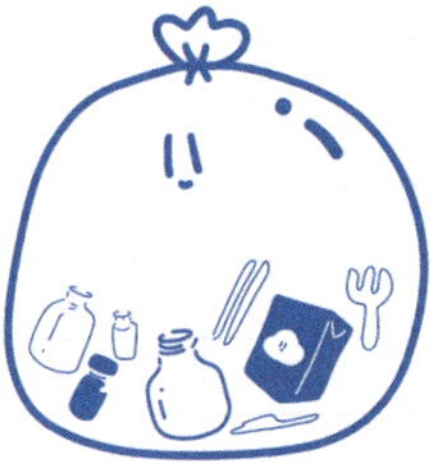

5. 不再需要的杂物

清理一个月以上没有用到的杂物。

可以扔掉：抽屉中的无用物品、坏掉的锅碗瓢盆、空的容器瓶子、多余的容器盖子、外卖餐具、快递箱……

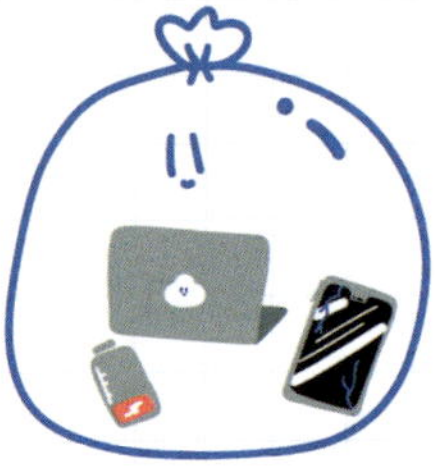

6. 不使用的电子设备

清理不再使用的电子设备，使生活变简单。

可以扔掉：老式手机、电视、游戏机；坏掉的电子设备；损坏的数据线、充电器、电池……

7. 不需要的应用数据

清理移动设备上不需要的数据和APP。

可以清理：很久没用的 APP、不重要的 APP 的消息提醒、重复的照片、没用的聊天群、缓存垃圾……

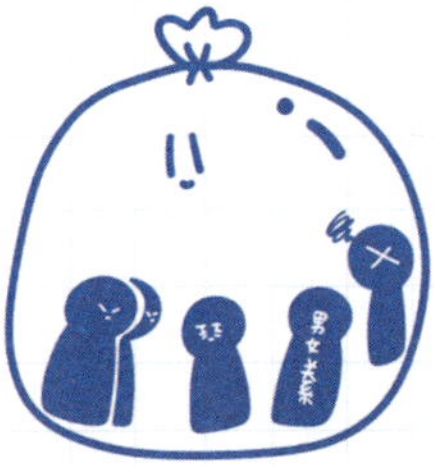

8. 负面的人际关系

正向的人际关系可以给自己积极的影响，不要让负面的人际关系影响你的磁场。

可以清理：无效的社交、使自己变得差劲的人、PUA[①]自己的男女朋友、伤害你的人……

---

①PUA：全称“Pick-up-Artist”，指在一段关系中一方通过言语打压、行为否定、精神打压的方式对另一方进行情感操纵和精神控制。——编者注

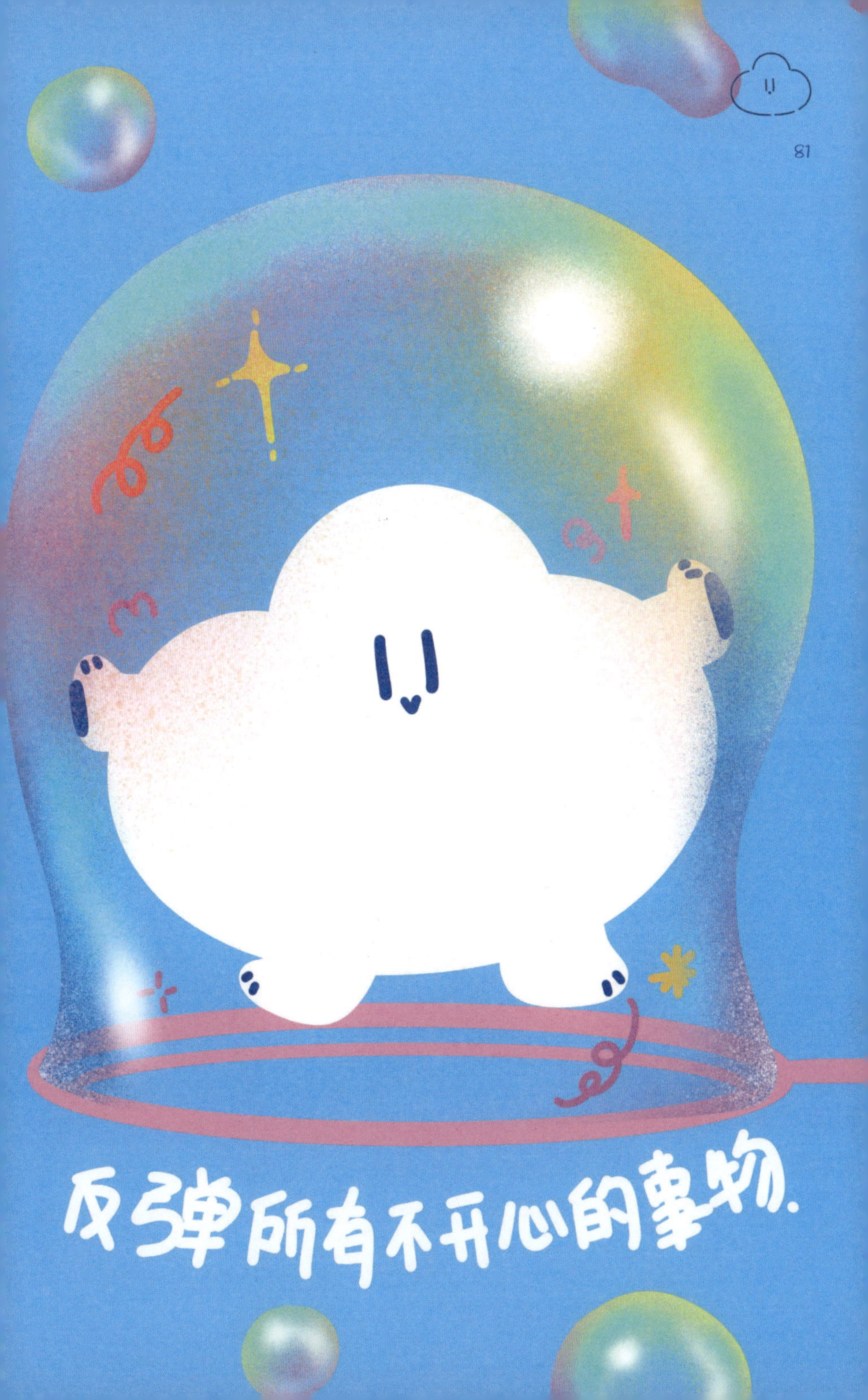
反弹所有不开心的事物.

第26件事 养体香

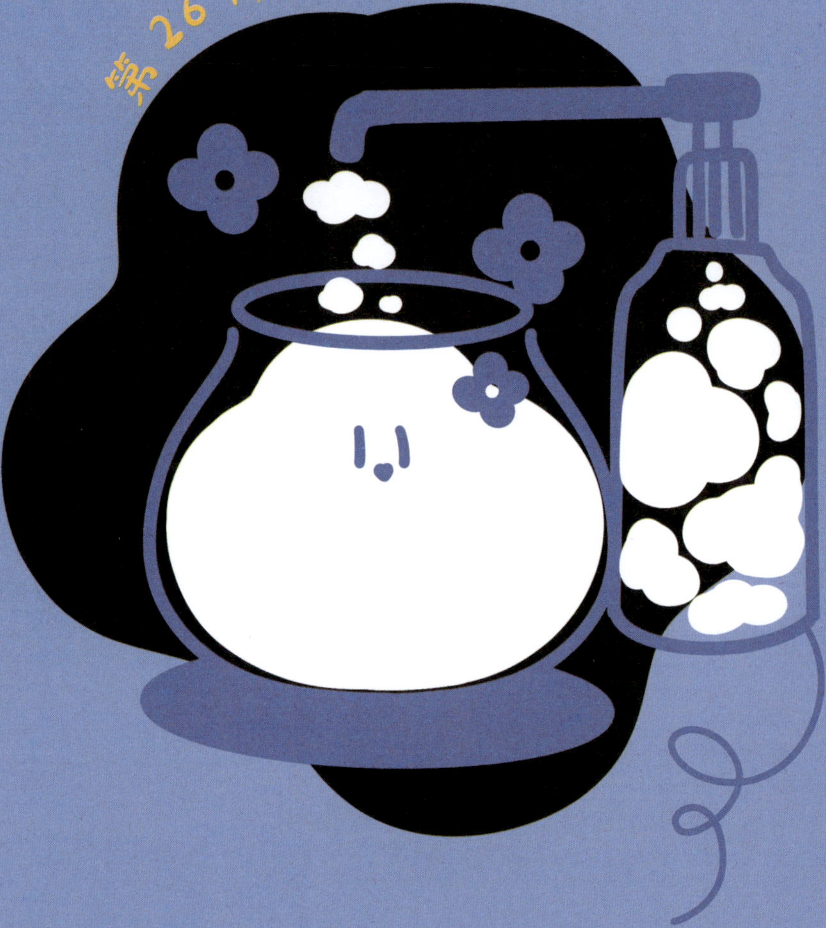

常言道，闻香识人，何不为自己打造一款专属的香味呢？

养出肌肤香

1. 早睡早起：避免熬夜，早点上床休息。熬夜会让身体散发出类似氨气的异味，并增加皮肤油脂分泌，尤其是脸部，导致体味不佳。因此，早睡早起是最天然的护肤妙招！

2. 饮食清淡：选择干净、清淡、易于消化的食物，多喝水，可以泡玫瑰花、茉莉花、桂花等花茶来内调。秋季可多食用银耳汤、大米汤等滋润肌肤的白色食物，以及富含镁的豆类、坚果、绿叶蔬菜等。

3. 使用身体乳：洗澡后涂抹身体乳，让身体散发淡淡的香气。日常洗手后也记得使用护手霜。

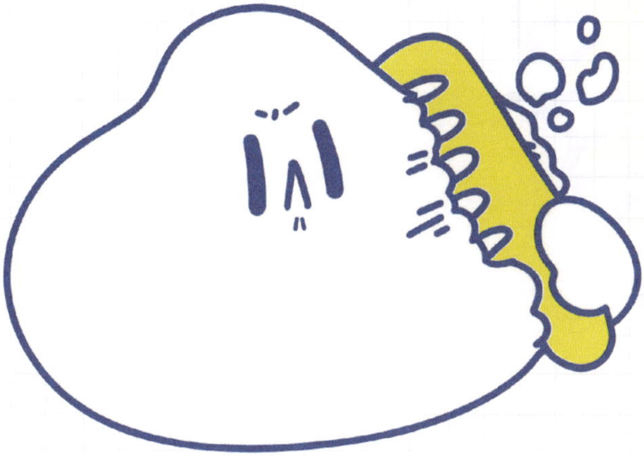

养出头发香

1. 定期洗头：头发是留香的绝佳部位，选用温和且留香持久的洗发水和护发精油。

2. 多吃黑色食物：如黑芝麻、黑豆、黑枸杞等，这类食物有助于养护发质。

3. 睡前梳头：经常梳头以促进头皮血液循环，使用护发精油后梳头，可以让头发散发清香。

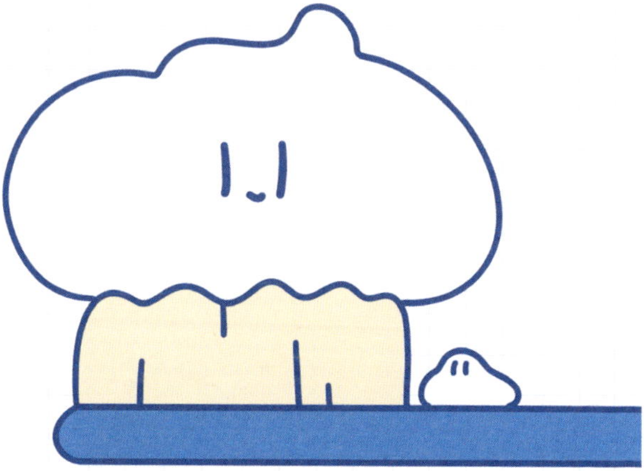

养出口气清新

1. 认真刷牙：早晚认真刷牙，饭后及时漱口，防止口腔内食物残渣腐败产生异味。

2. 避免重口味食物：如臭豆腐、韭菜、葱蒜等，这些食物会刺激胃部产生臭气，不仅导致口臭，还可能引发频繁排气。

3. 养护肠胃：肠胃健康有助于口腔清新，多吃易消化的食物，细嚼慢咽，促进唾液分泌，帮助消化。

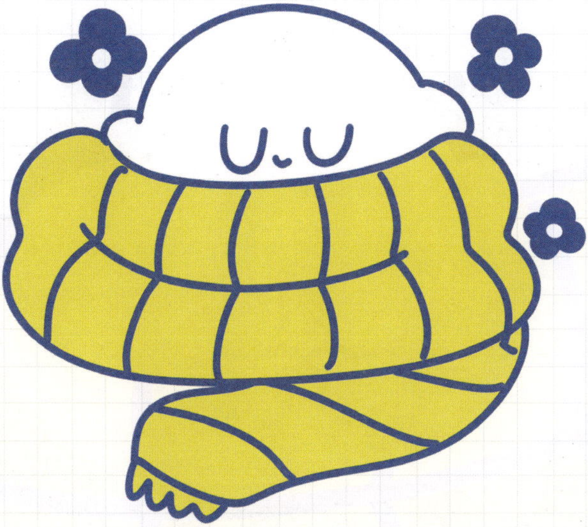

养出衣服香

1. 勤洗衣物： 干净的衣服能调节心情，使用持久留香的洗衣液，并在洗衣时加入留香珠。

2. 衣柜香薰： 在衣柜中放置香薰或香水，使香味渗透每个角落。

3. 衣物整理： 不要将穿过的衣物放回衣柜，而应放在通风的置物架上，以保持衣物干净整洁。

通过这些日常习惯，

你也可以拥有独特而迷人的体香，

做一个清新怡人的自己！

第27件事 玩玩手指

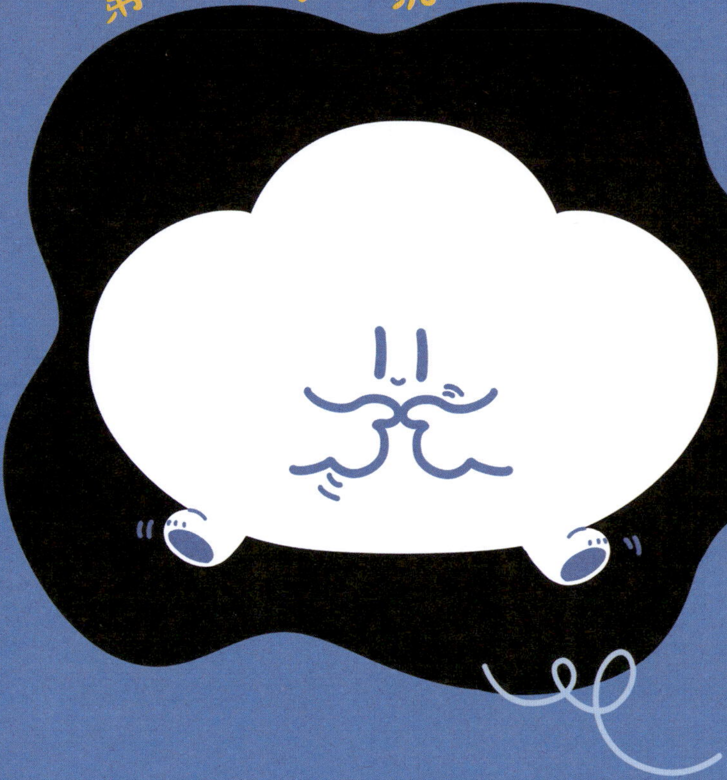

在工作学习期间，经常使用电脑和写字容易导致手部“工伤”，严重的会引发腱鞘炎。

在睡前做做手指操，可以改善手指肿胀、麻木等不适感。

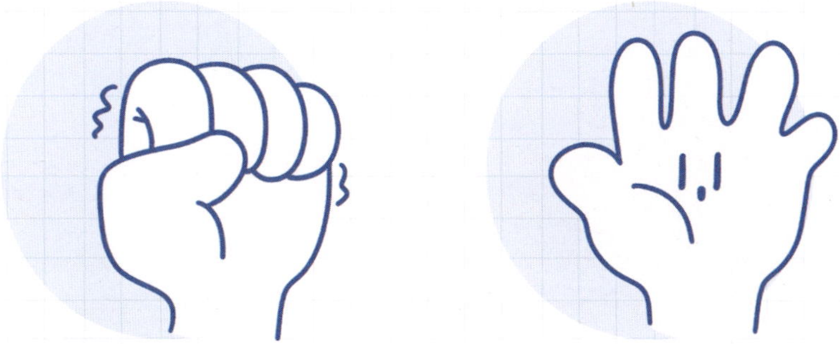

1. 握拳法

把手指握拳、张开，再握拳、张开，反复 10 次。

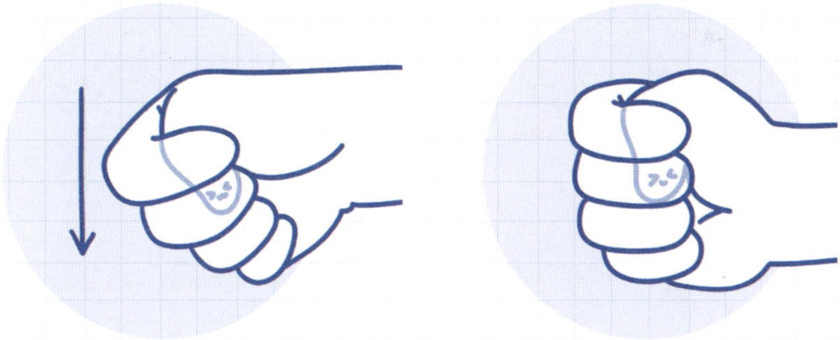

2. 摆动法

四指包住拇指紧握，手腕慢慢地向下弯曲，重复 10 次。如果单手无法做到这个动作，可以用另一只手辅助。

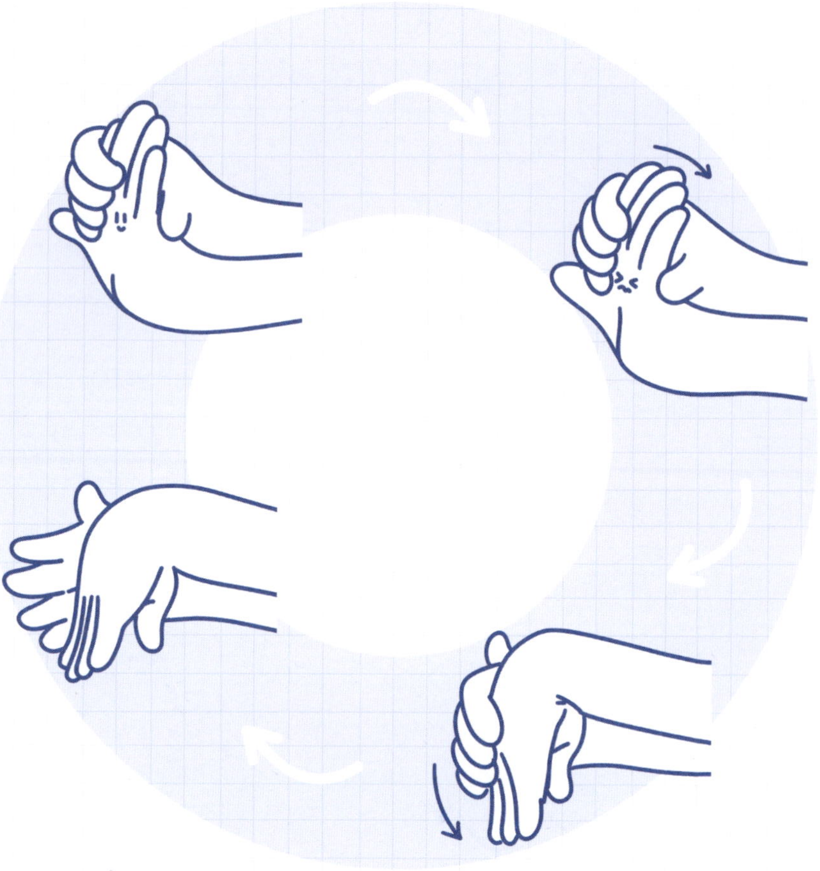

3. 掰手法

一只手手心朝外，另一只手抓住手心朝外的手指，轻轻向后按压，上下各 15 次。

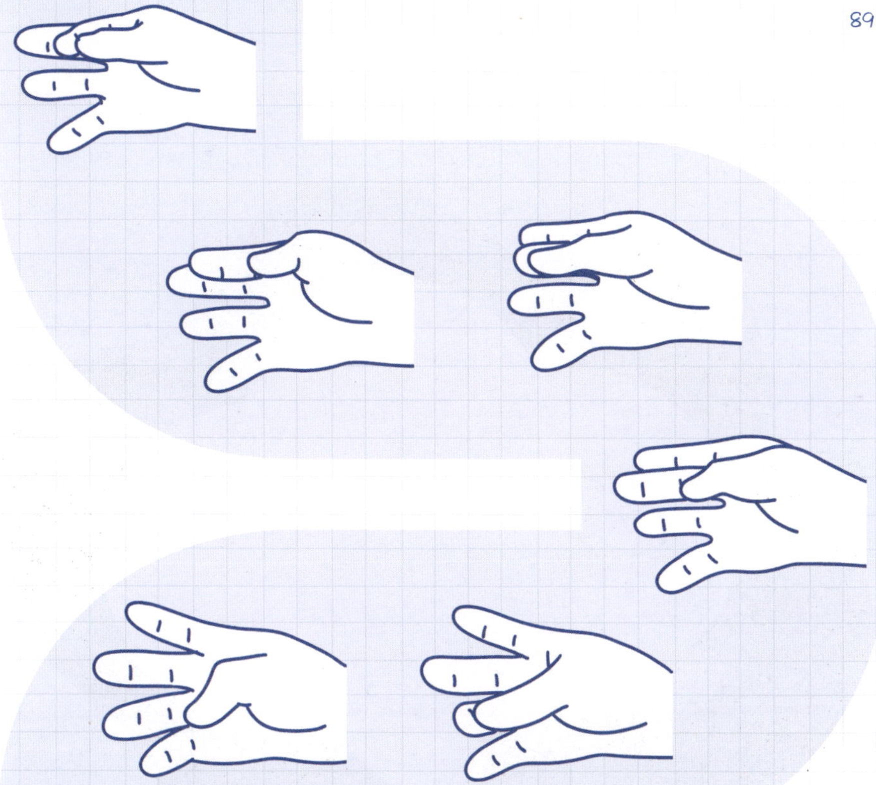

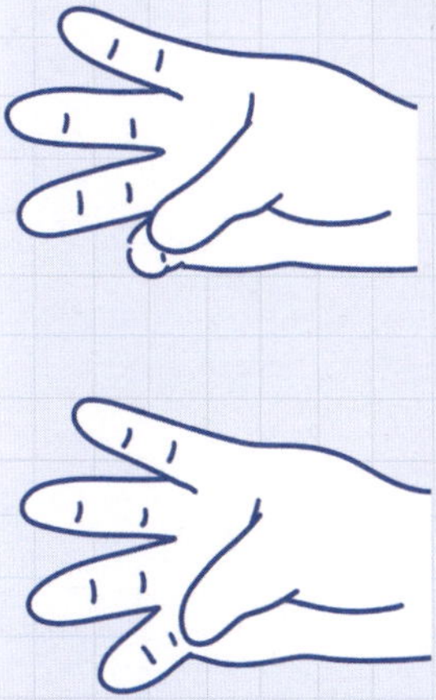

4. 手指滑行法

触指滑行，拇指从食指指尖滑到手指的根部，然后中指、无名指、小指依次滑过，重复 5 次。

第28件事 揉开憋气部位

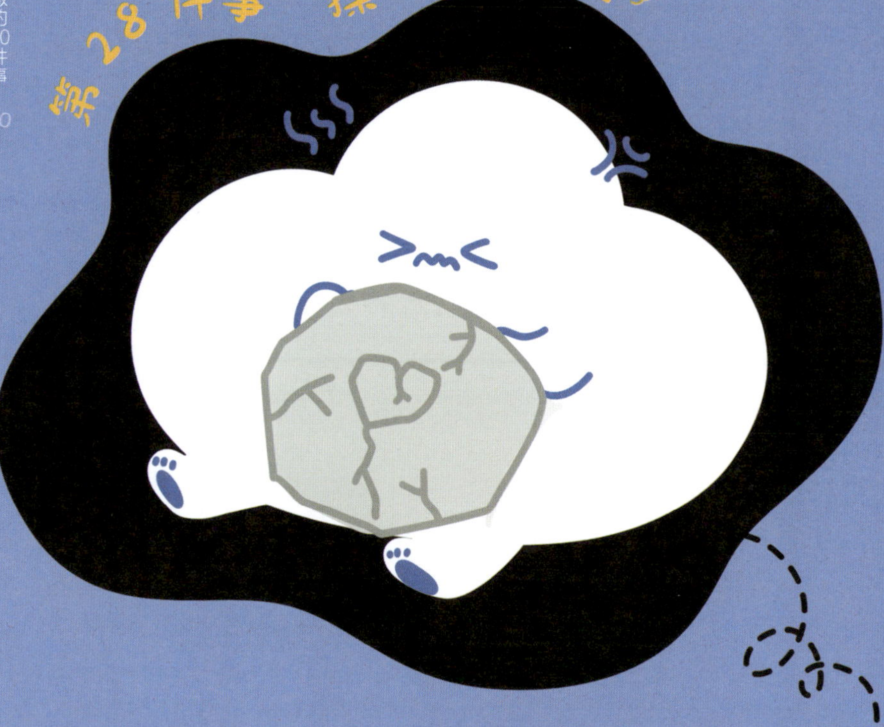

如果你爱生气、脸色蜡黄或者睡不好，平时可以多揉揉这几个身体部位。

在做的过程中可能会出现打嗝、排气不断的情况，这是因为情绪是一股气，这个气排出去之后，心情就舒畅了。

幸运且漂亮的人不憋气，有气就要排出来。

1. 揉膻中穴

生气时经常感到胸闷可以揉揉人体出气的“总开关”——膻中穴（胸口窝）。

用手掌根或手握拳去揉，揉的时候用鼻子深呼吸，嘴巴吐气。

揉 1~2 分钟，揉开之后整个人会感到非常轻松，因为膻中穴有理气止痛、行气解郁的作用。

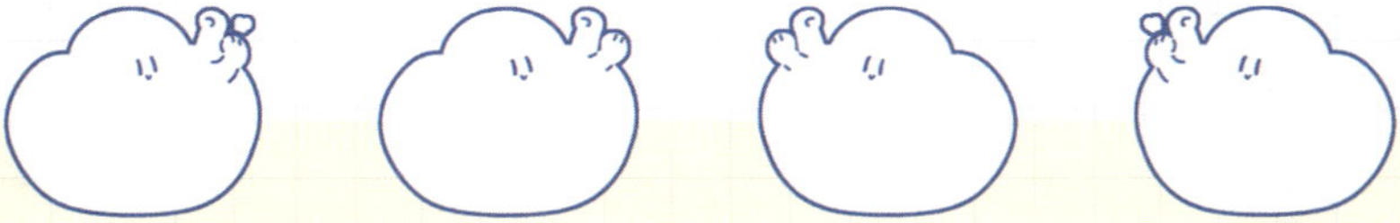

2. 揉拍腋下

将手掌合拢形成半包裹状态，去拍打和轻揉腋下的极泉穴，它是心经上的一个要穴，可以宽胸理气、活血通络。

左右各轻揉 50 下，然后拍打 50 下，把郁闷不顺之气都疏通。揉的时候可能会有酸胀感。

有乳腺结节和乳腺增生的人可以坚持试试。

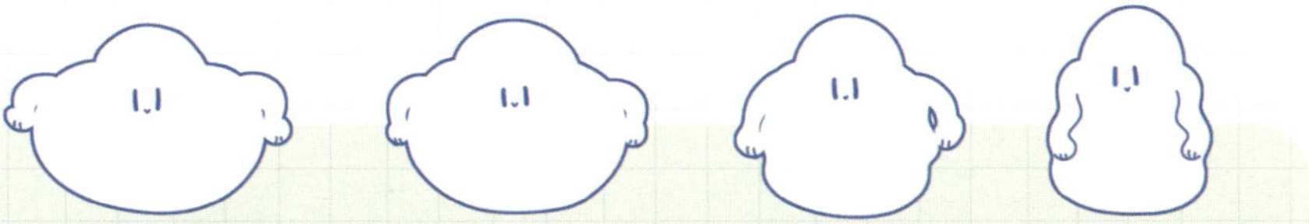

3. 推两肋

手握成拳，从两肋的上部往下推，推 1 分钟。

平时爱生气或有很多郁结之气在体内的人，做起来会有些疼，也可能会打嗝，这都是正常现象。

这个动作有助于全身气血循环畅通，排解不良情绪，特别适合压力大、情绪不佳的人群。

如果经常不开心、生闷气的话，一定要揉揉哦。

第29件事 岔开腿睡觉

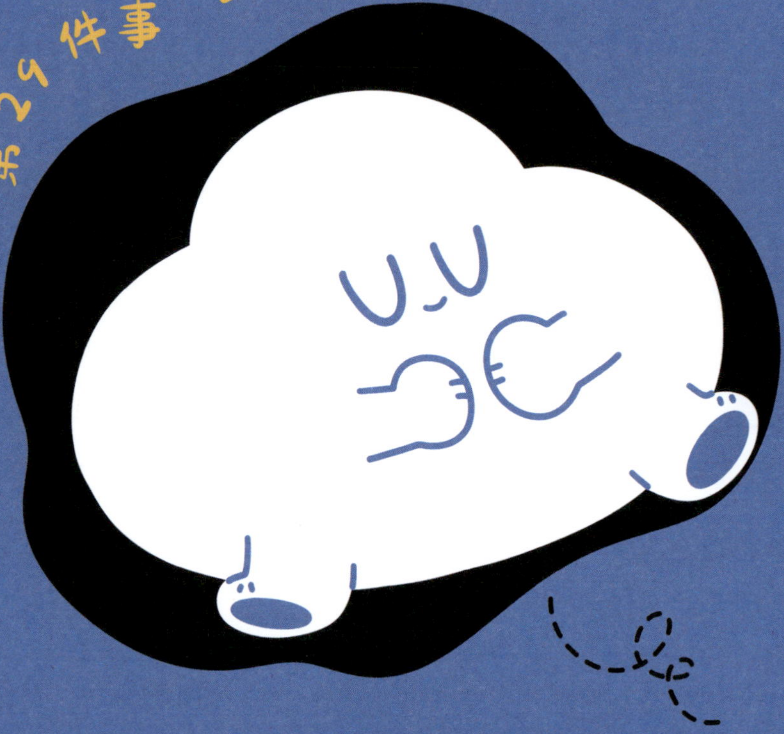

我们从小被教育要“坐有坐相，睡有睡相”，但其实岔开腿睡觉有利于健康。

1.岔开腿睡觉可以调节肝肾。人体的经络是相连的，睡觉时两腿分开可以拉伸大腿内侧的肝经和肾经，长时间保持这样的睡姿可以刺激肝脏和肾脏，从而达到补益肝肾的效果。

2.岔开腿睡觉可以促进腿部的血液循环，缓解腿部水肿。

3.岔开腿睡觉还可以预防妇科问题，为私密部位提供透气通风的干爽环境，避免细菌滋生。

还阳卧

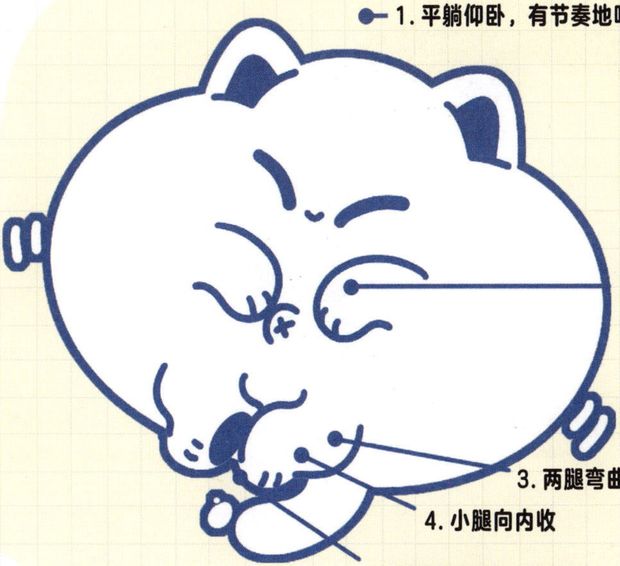

这个姿势既可以促进血液循环流动，刺激大腿内侧的肝经、肾经，疏通经络，也有利于睡眠。

气血流通不畅导致的萎靡不振、乏力、消化不良、手脚冰凉、腰背发冷和睡眠质量低等都可以通过这个姿势得以改善。

睡前做 15~20 分钟，睡觉时请收功，回归自然岔开腿的睡觉姿势。

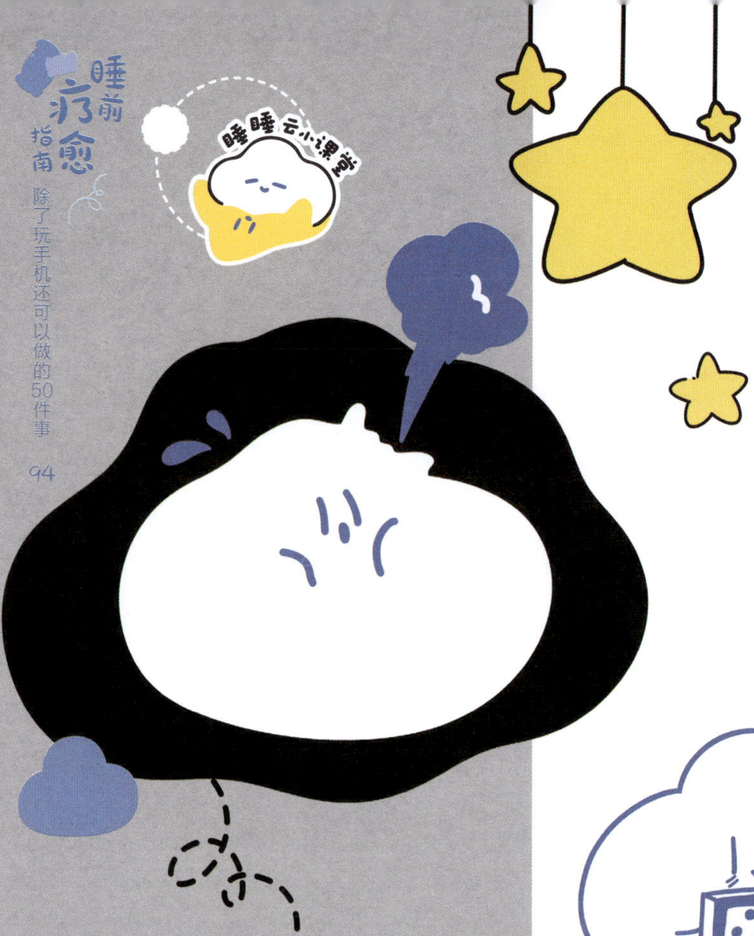

请停止这些睡前耗气血的行为

赶快停止睡前做这 3 件事吧！世界这么大，还有很多其他有趣的事情可以做！

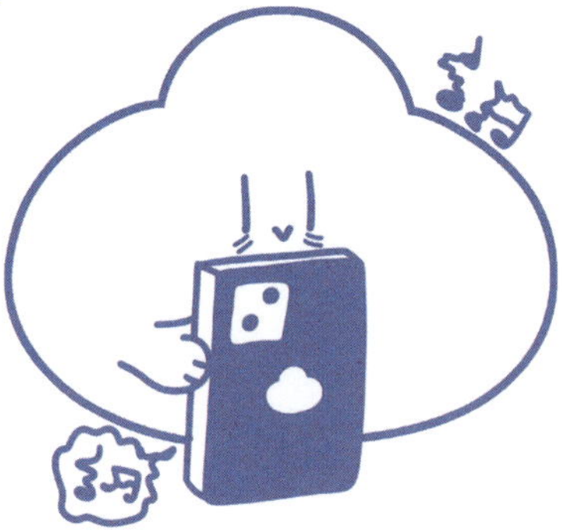

1. 过度沉迷短视频

长时间注视屏幕会导致大量气血流向眼部，可能会引起眼部肿胀。

对于气血不足的人来说，这会导致视物模糊或重影。

而且，睡前玩手机会对精神造成刺激，严重影响睡眠质量，从而影响肝脏的排毒功能。

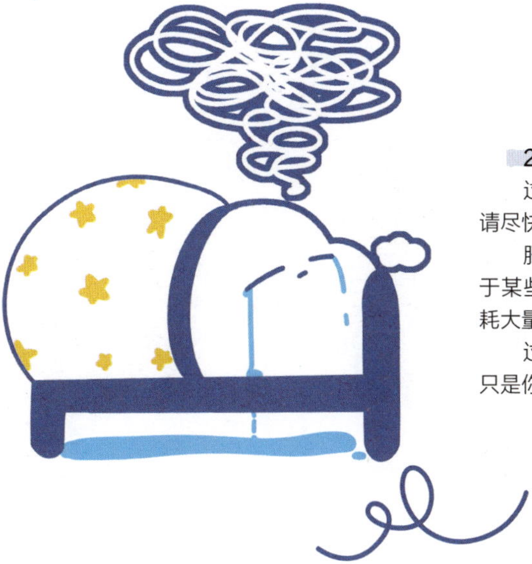

2. 反复思考和回忆某件事

过度思虑会对肝脏造成伤害，请尽快停止胡思乱想。

肝脏是人体的造血器官，纠结于某些让自己不舒服的事情，会消耗大量气血和能量。

过去的事情就让它过去，它们只是你人生中的小事。

3. 泡脚出一身汗

睡前泡脚可以暖身助眠，但如果因为水温过高或泡脚时间过长而出一大身汗，反而会加重津液耗损，使气血亏空。

建议泡脚的温度不宜超过 40℃，且时间控制在 20 分钟以内，泡脚至身体微微出汗即可。

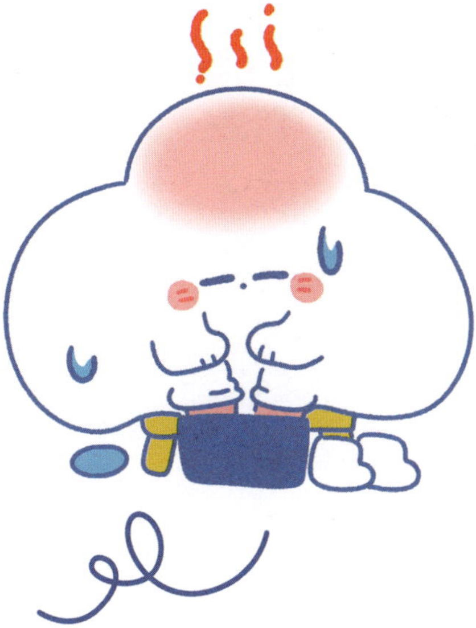

第30件事 把"待办清单"换成"成就清单"

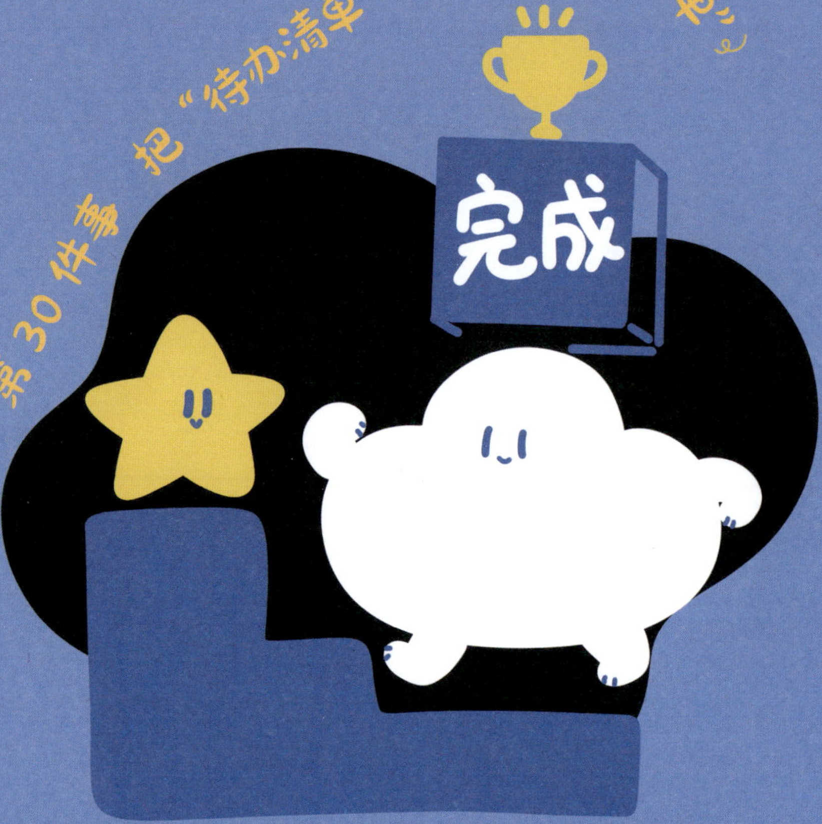

你是不是也有状态不好的时候，当你列了一大堆"每日计划"，结果一天下来只完成了一项或者一项也没完成，然后就陷入无限的焦虑和烦躁中。

这个时候不如试试"成就清单"吧，把每天完成的事情都记下来，小小的成就也是值得歌颂的。

"成就清单"可以彻底摆脱完不成计划的挫败感，也不怕工作学习节奏被打乱，因为写的都是已经做完的事情。

成就清单的好处

1. 有益于情绪稳定

在睡前总结一天做了什么有趣的事，不用局限于学习或工作。可以是尝试了新的事物，比如打卡了一家新餐厅或者去了之前一直想去的公园，这些都是值得记录的。

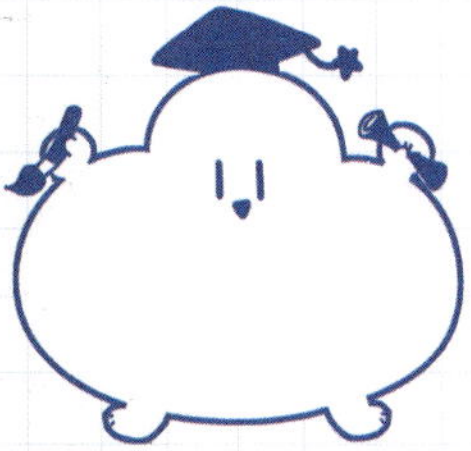

2. 积累自我满足感

看着写下的每一条已经完成的事项，会有满满的成就感，不会被待办清单困住。

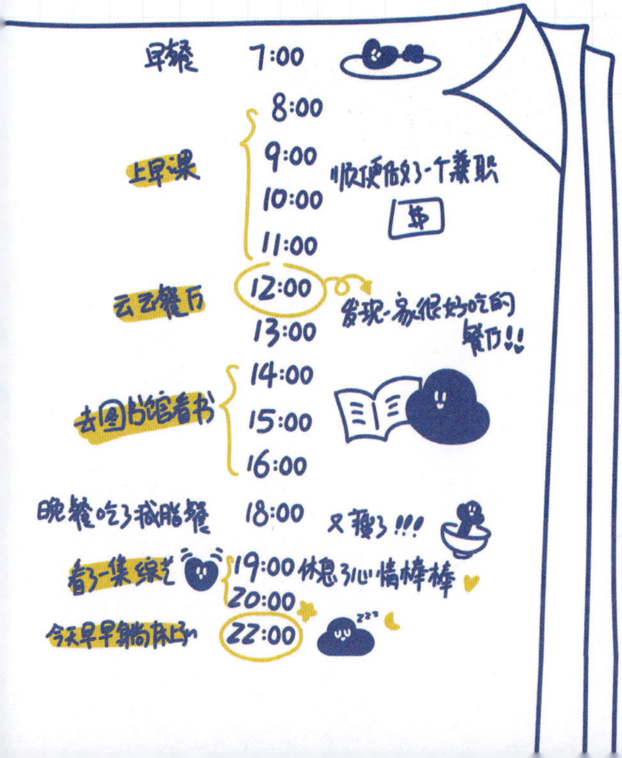

3. 自己掌控时间

可以通过成就清单明确一天中的时间被自己用在了什么地方，为未来如何合理安排时间提供参考依据。

第31件事 把背挺直

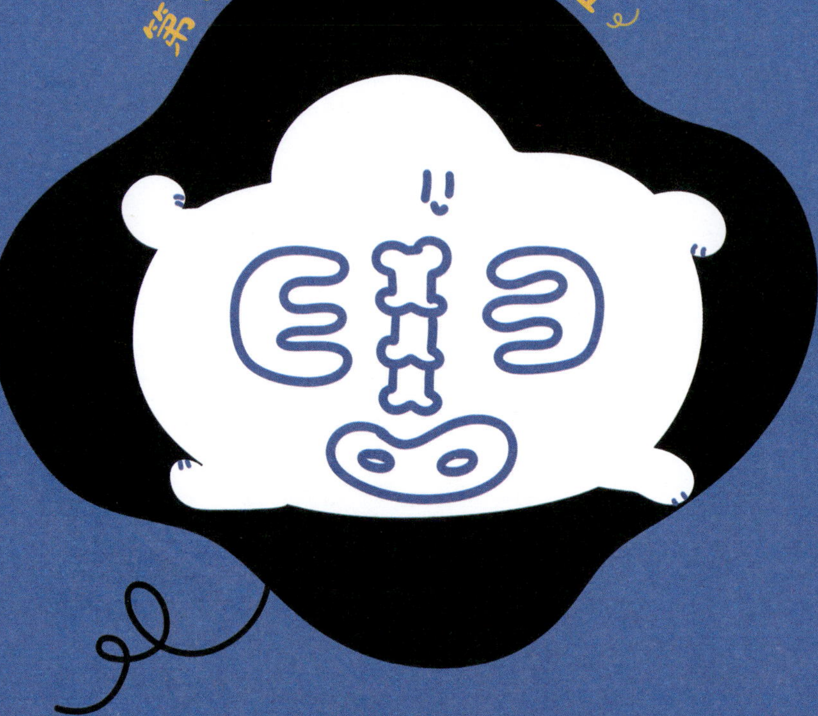

睡前让我们一起把背挺直！养成更好的体态！

下面这几个动作，有圆肩驼背的快练起来！坚持1个月，身姿挺拔了，气质“嗖”的一下就上来了。

注意：有腰伤、肩伤、手伤的不要练，可能会导致“伤上加伤”。孕期和经期也不要做。感到不适时请停止，量力而行。

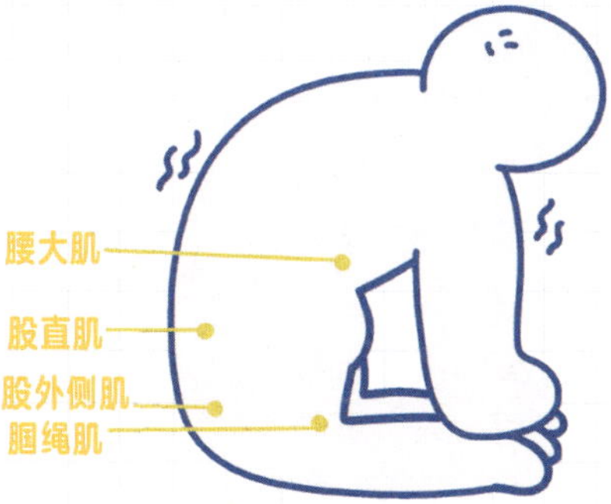

1. 骆驼式

动作要领：跪立在瑜伽垫上，双手叉腰，先让脊柱向上延展，胸腔打开，随着肋骨向上、向后打开，然后慢慢用手去抓脚。

整个过程收紧腹部核心，不夹臀，大腿收紧，骨盆稳定。动作保持40秒，重复做2组。

这个动作可以抚平颈纹、纠正圆肩驼背、放松肩膀和背部，缓解疲劳、焦虑，养护卵巢。

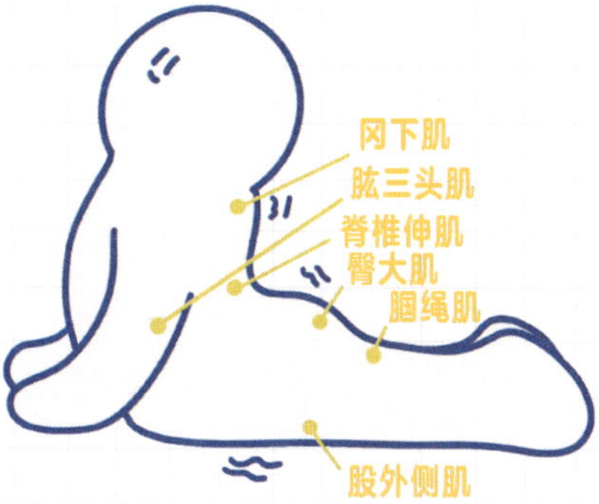

2. 上犬式

动作要领：俯卧在瑜伽垫上，双腿伸直，脚尖朝后、脚背贴在垫子上，双手掌心朝下放在腰两侧，五指张开指向前方，前臂与地面垂直。抬起上半身向后伸展，动作保持 40 秒，不要憋气，重复做 2 组。

这个动作可以紧实臀部、腿部、手臂以及腹部赘肉。做这个动作时，就是尽情地舒展“懒腰”，让脊柱恢复活力。对于每天一直坐着、站着或者弯腰工作的人，能够缓解腰部不适感。

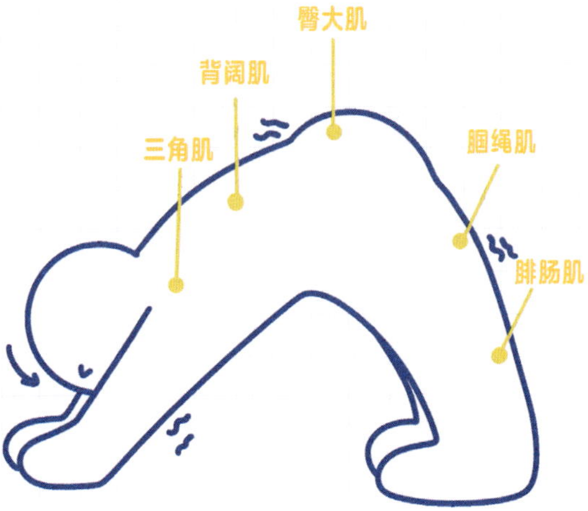

3. 下犬式

动作要领：双手打开与肩同宽，十根手指用力压实地面，掌根虎口压实，借助手推地的力量向坐骨延展，大臂外旋。整根脊柱延展，头部放松，与脊柱成一条直线，不要过分低头，坐骨推高向天花板的方向。双脚分开与骨盆同宽，大腿前侧主动向后推，大腿微内旋，帮助坐骨向后展开，感受腿后侧的伸展。动作保持 40 秒，不要憋气，重复做2组。

这个动作可以拉伸大腿后侧肌肉，美化手臂线条，加强身体核心力量，改善消化功能。还有助于改善失眠、缓解生理期不适及下背部疼痛等。

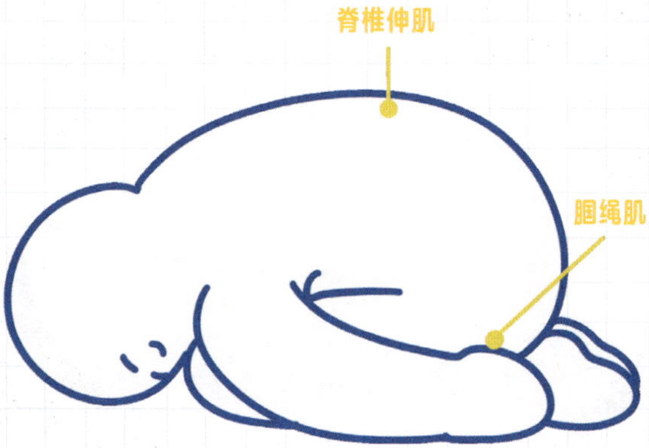

4. 婴儿式

动作要领：金刚坐姿准备。吸气，双手带躯干向前、向下；呼气，侧脸贴垫子，双臂置于身体两侧，双手手背朝上。吸气，脊柱延展，胸腔展开；呼气，臀部向后坐向脚后跟，腹部贴近大腿前侧，保持脊柱延展，身体放松。动作保持 40 秒，不要憋气，重复做 2 组。

这个动作可以舒展后背，有效放松下腰背部，缓解下腰背疼痛。

第32件事 勾绷脚背

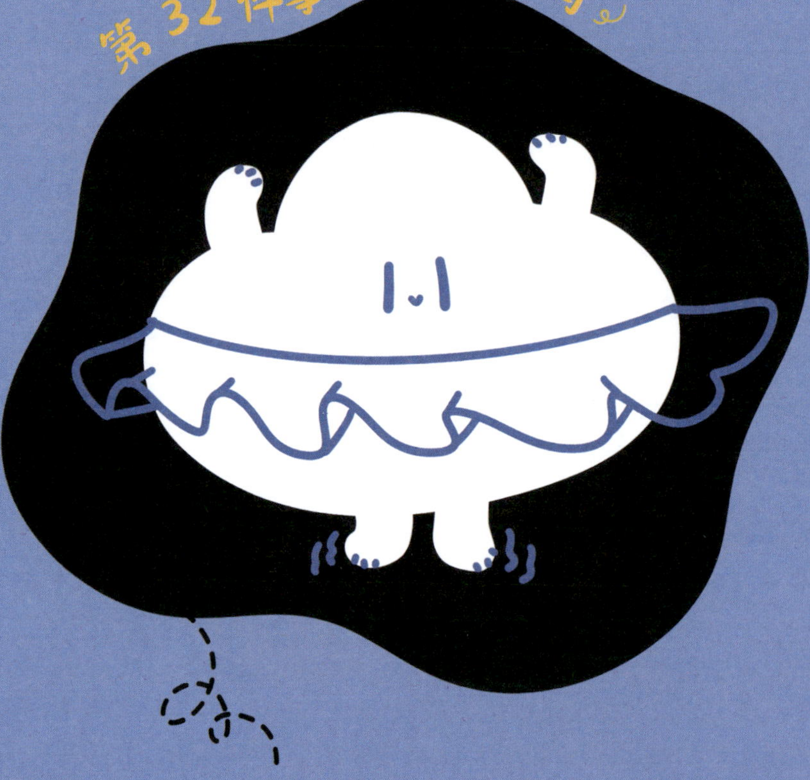

睡前勾绷脚，每天坚持这个小动作5分钟，可以改善脚部不适，还能瘦小腿。

每次勾脚、绷脚的时候，在不引起疼痛的前提下，动作要尽量达到最大幅度，坚持尽量长的时间，直到感到脚部开始发热。

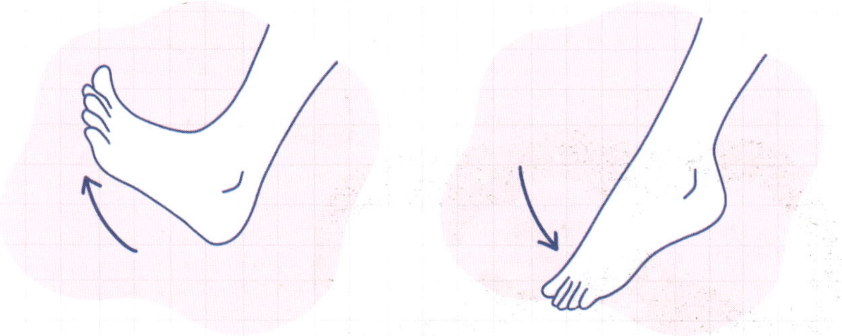

动作要领

1. 身体放松，平躺在床上或坐在椅子上，脚背朝自己方向适当用力勾起，直到感到有酸胀感，保持 5 秒，然后恢复到放松状态。

2. 在脚腕处发力，向下绷脚，保持 5 秒。

循环这 2 个步骤直到腿部开始发热。重复做 5 组最佳。

（如果适应训练强度，可以适当增加动作保持的时间，视个人情况而定。）

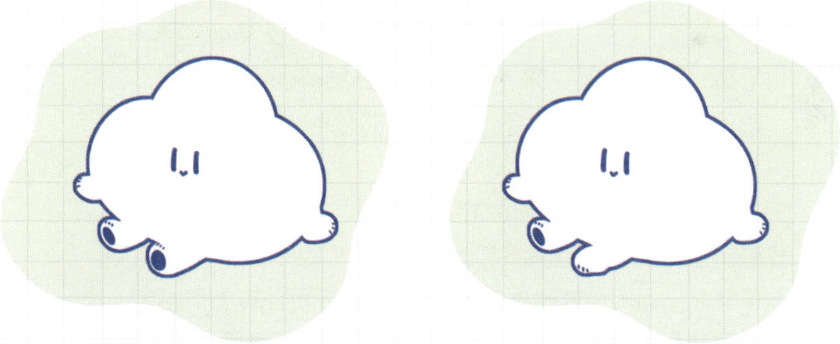

勾绷脚背的好处

脚掌虽不大，但脚底的穴位很多，被称为人体的“第二心脏”。所以，勾绷脚背的好处也不少。

1. 刺激脚部穴位，加速血液循环，清理血液垃圾。

2. 改善足背屈受限。足背屈的幅度不足会引起下蹲受限，出现膝关节和髋关节代偿，从而引发膝痛和腰痛等问题。

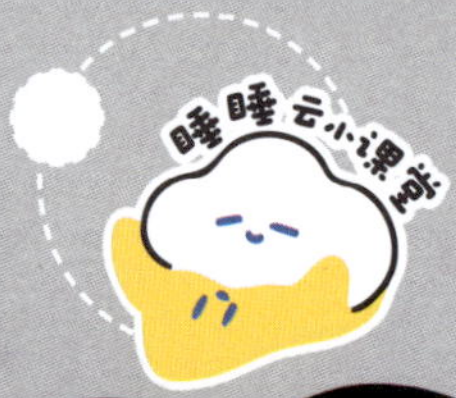

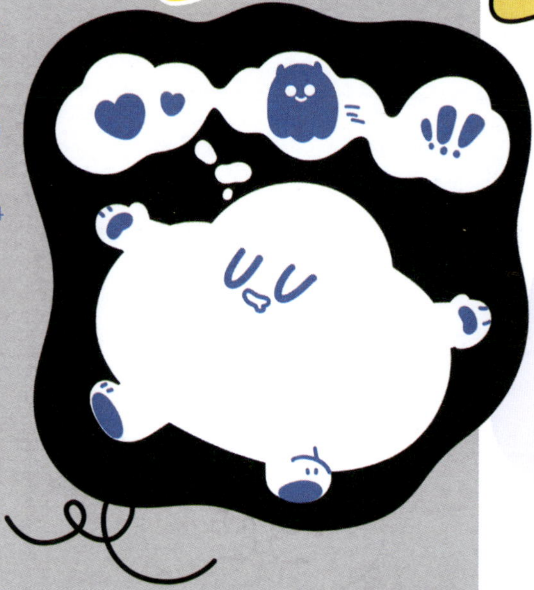

睡姿能控制梦境吗

每个人的睡觉姿势都不同，不同的睡觉姿势对做梦有可能产生影响。

不同的睡姿会对身体各部位产生不同的刺激，会影响睡眠质量和做梦类型。

来看看今晚用什么姿势来睡觉吧！

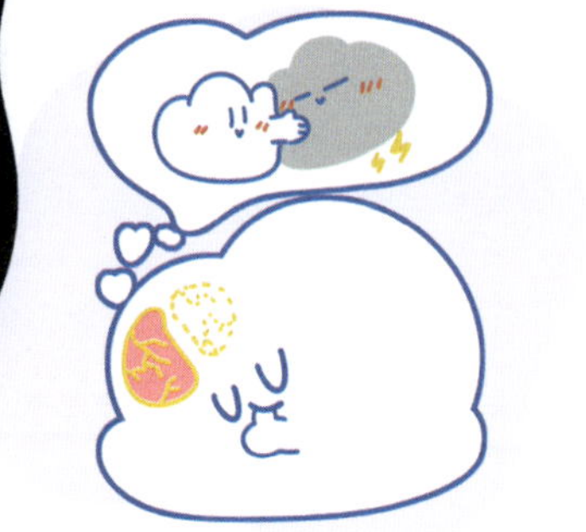

朝右侧躺

右脑倾向于艺术思维，朝右侧睡，梦境会更积极和愉快，更容易做浪漫甜蜜的梦。

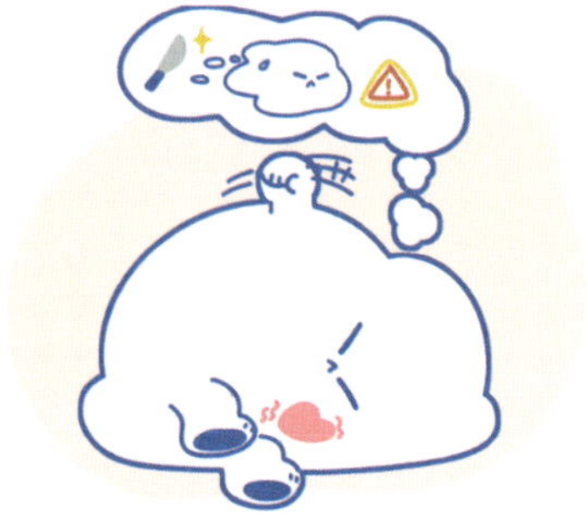

朝左侧躺

由于大部分人的心脏在居中偏左的位置，朝左侧睡容易影响心肺功能，也更容易做追击或者逃跑的梦。

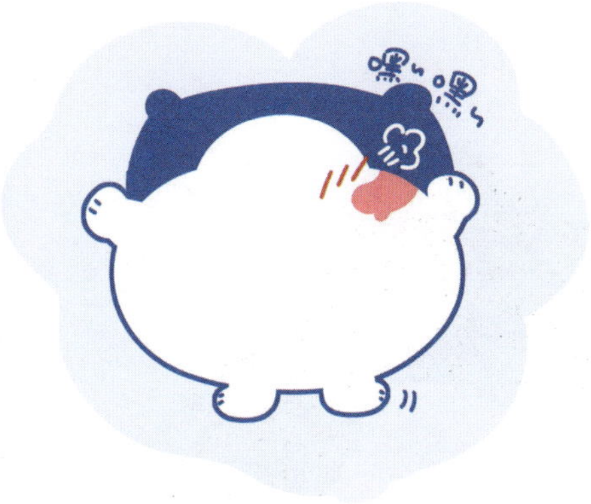

趴在床上

趴着睡会影响大脑正常供氧，导致大脑无意识想象，容易做春梦。

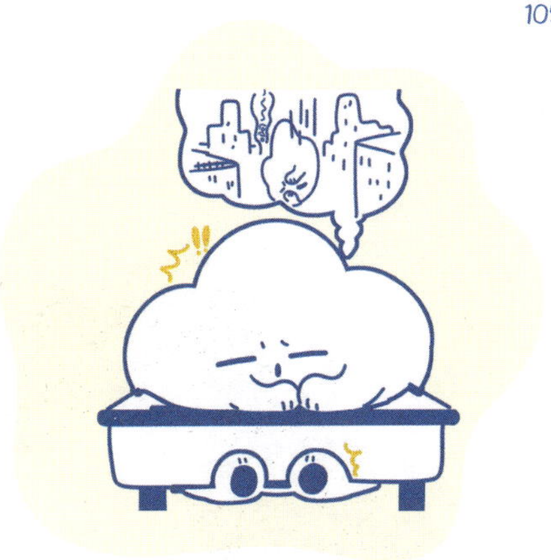

趴在桌上

趴在桌子上睡觉容易做从高空掉下来的梦，这就是为什么上学的时候有些趴着睡的人，睡着睡着会突然一下子被惊醒。

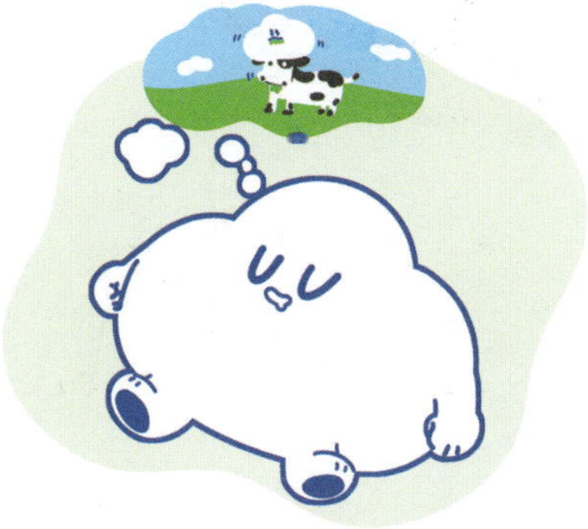

平躺

平躺会让身体处于完全放松的状态，往往会做一些美梦或者一夜无梦。

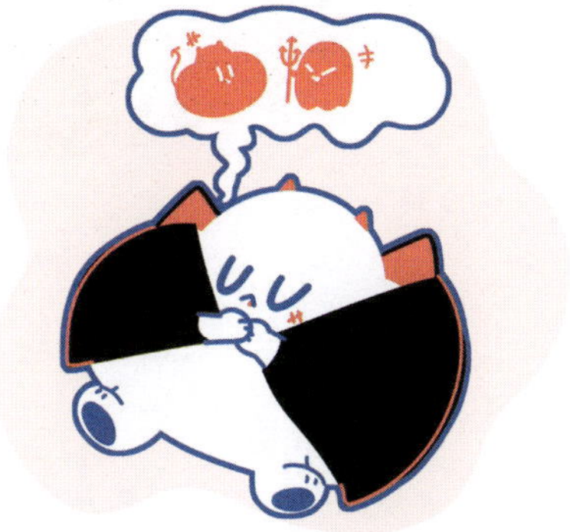

仰卧手放胸口

手会压迫心脏，使呼吸困难，容易做噩梦。

第33件事 耳朵SPA

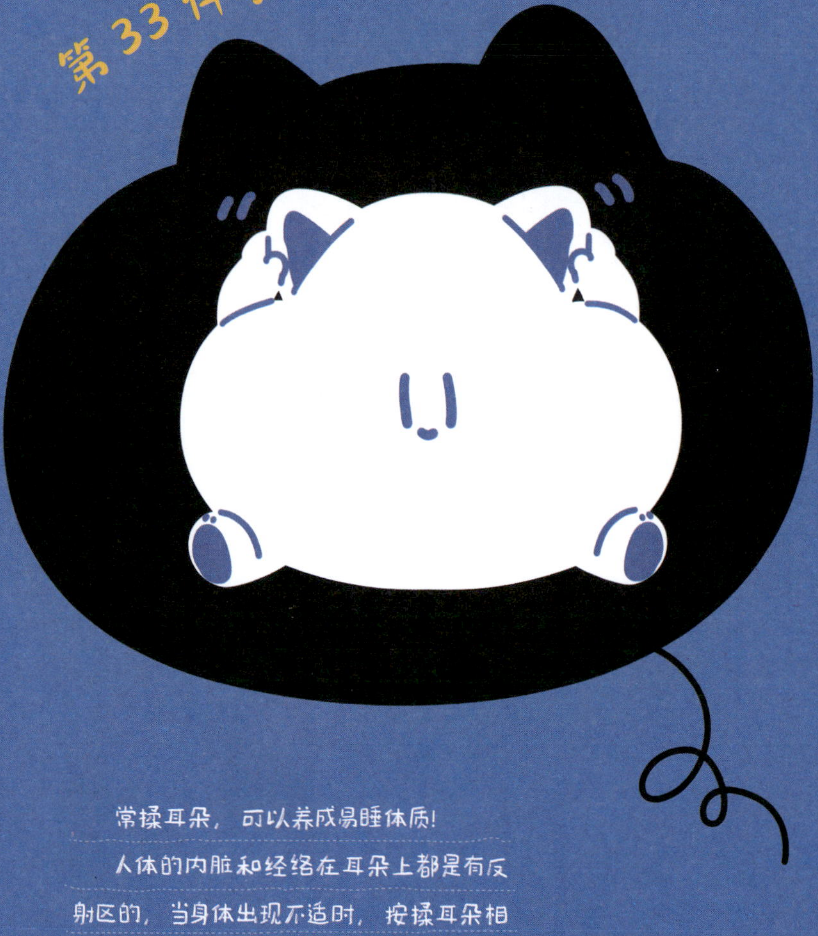

常揉耳朵，可以养成易睡体质！

人体的内脏和经络在耳朵上都是有反射区的，当身体出现不适时，按揉耳朵相应的部位往往会有疼痛感。

第一步

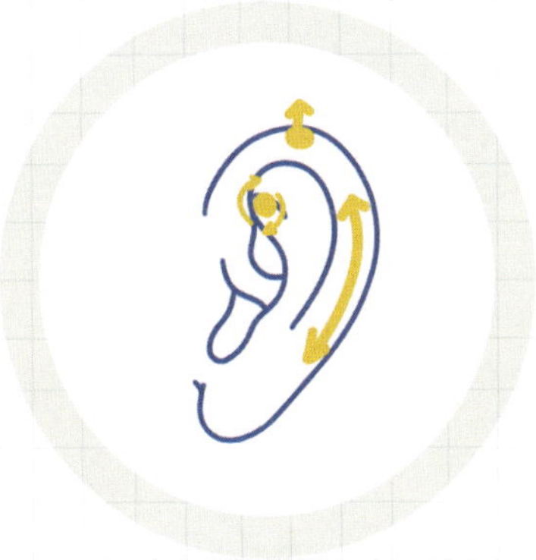

动作要领

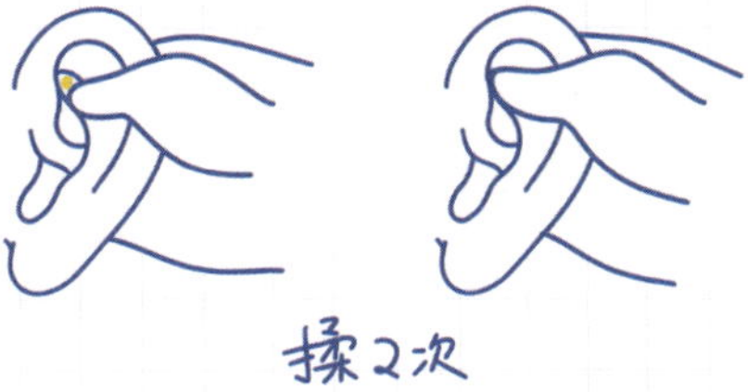

1.揉三角窝。这个部位对应的是生殖系统和泌尿系统的反射区。如果有神经衰弱、月经不调、遗精等问题，按揉这个部位可以得到缓解，起到护心养胃、滋阴养肾的作用。

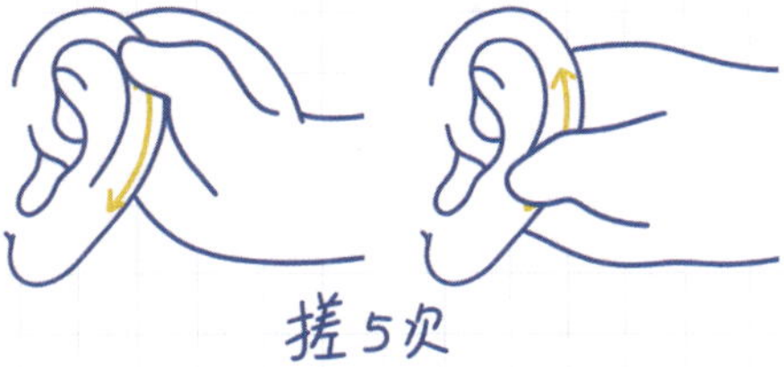

2. 搓耳廓。耳廓对应人体的躯干部位。腰酸背痛、颈椎不适的人群常常会在耳廓相对应的部位出现红点、结节等，揉搓这个部位可缓解相应的症状。

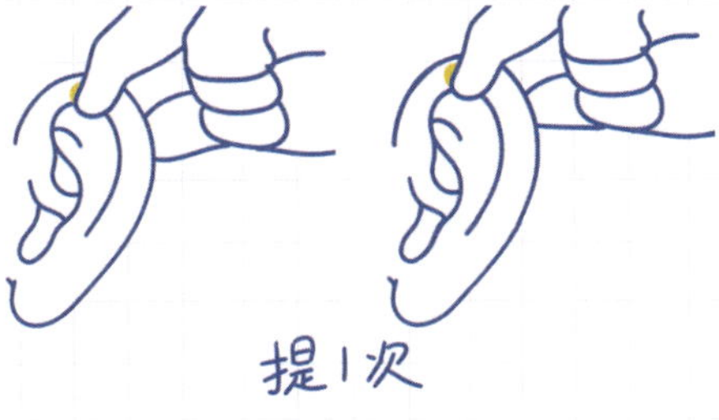

3. 提耳尖。这个动作可以镇静安神、止痛、清脑明目、养肾。长期提拉此部位可预防高血压、失眠。

第二步

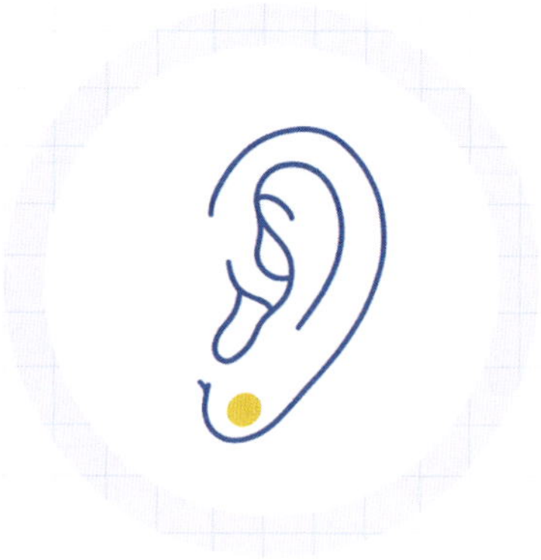

动作要领

揉拉耳垂。耳垂对应了头、面部和颈部，包括眼睛、耳朵、舌头、牙齿、扁桃体等器官。长期按摩耳垂可以缓解和改善近视、耳鸣、口舌生疮、牙龈出血、咽痛等症状。还可以缓解夏天贪凉感冒引起的头痛。

睡不着的时候按摩耳垂可以更快入眠。

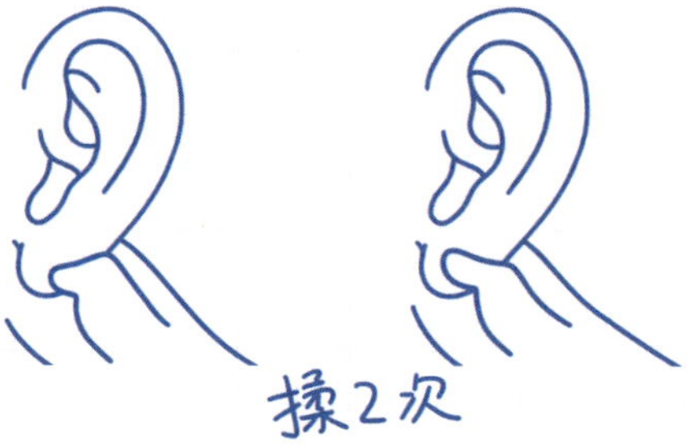

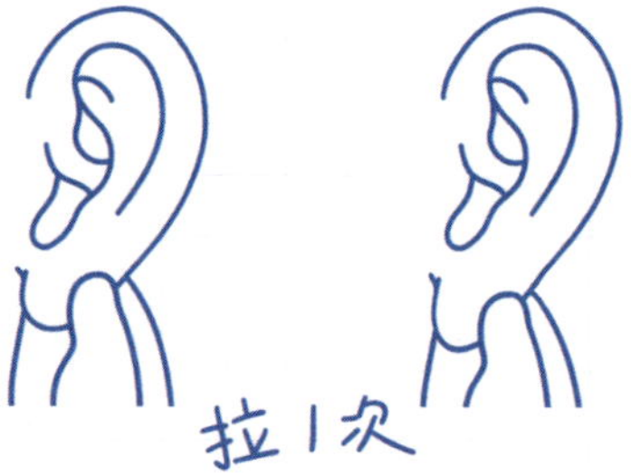

第三步

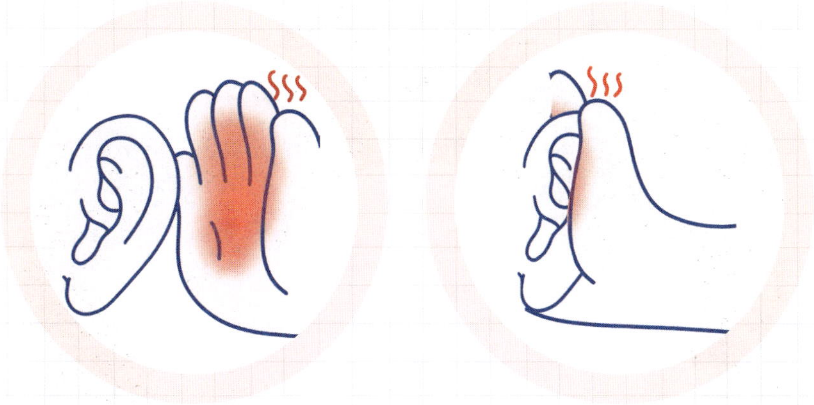

动作要领

把手搓热，捂捂耳朵。双掌心摩擦发热后，用掌心轻轻按压在耳朵上轻揉。

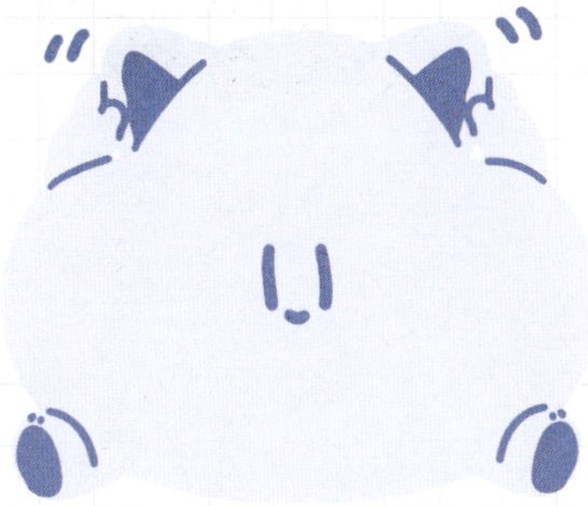

跟着以上这 3 个步骤循环做 5~10 遍，

零成本助眠、补肾、调节气血、养脾胃！

第34件事 练习微笑

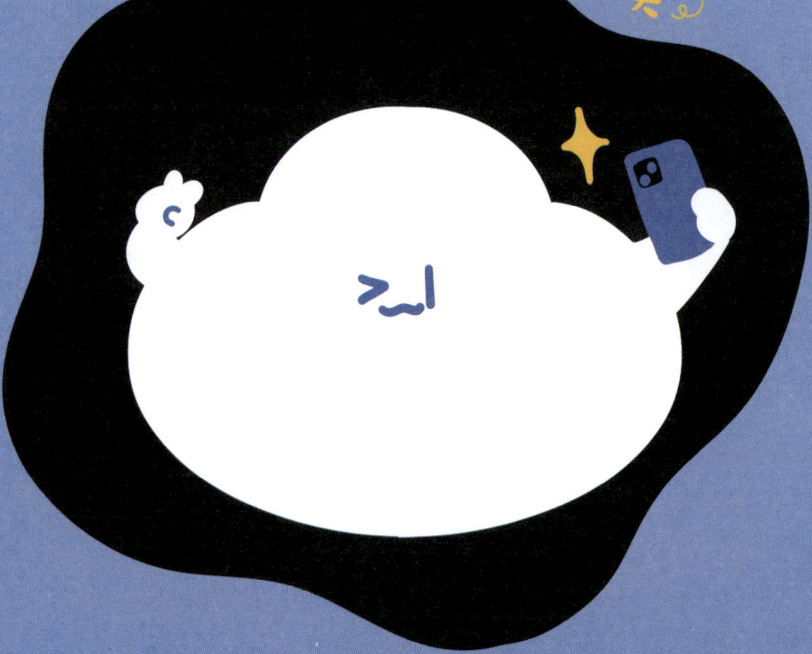

生活中爱笑的人，运气总不会差，人缘也会很好。

每天睡前练习微笑5分钟，让自己拥有笑容治愈的感染力，长期坚持，时间会给你惊喜。

从今天开始练起来，下次和朋友拍照也能拍出美美的照片！

（注意：练习过程面部会有些夸张，尽量避开人群和宠物练习。）

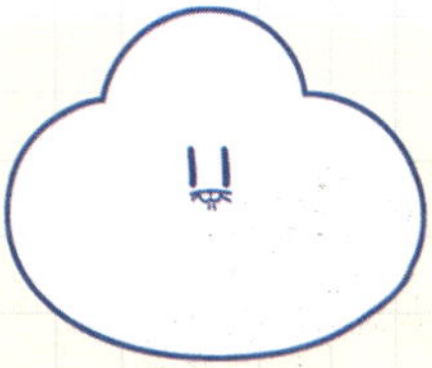

第一步

用上牙咬住下唇。

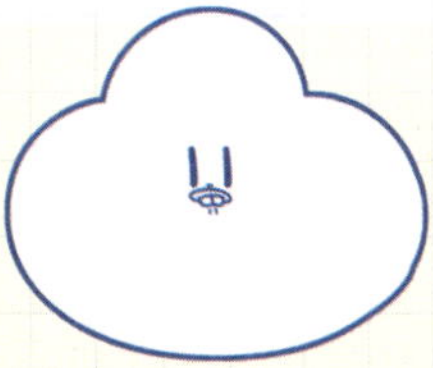

第二步

通过面部肌肉将上唇用力拉起来，直到露出上牙龈。

这一步可以锻炼面部肌肉，紧实苹果肌。

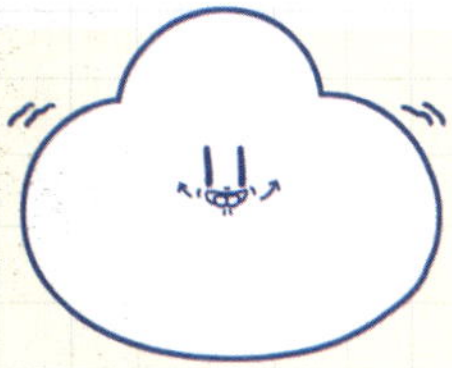

第三步

用力将嘴角提起来，直到感到两颊肌肉颤抖。

这一步可以改善嘴角下垂，长期坚持可以在微笑时形成好看的微笑唇。

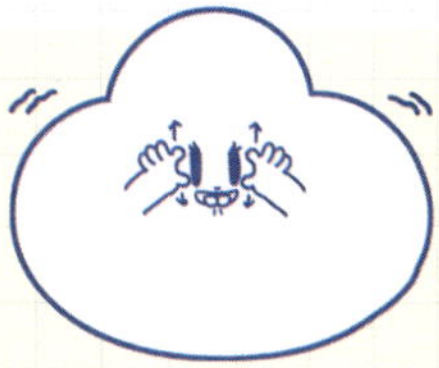

第四步

用力睁大眼睛，保持2分钟。

这一步可以改善眼部的肌无力（眼部肌无力判断方法：瞪大眼睛时眉毛不受控制地抖动）。

拍照表情练习

对着镜子说这3个词“尼、嘎、鸭”，找到发音时最适合自己的状态。

说“尼”时嘴角自然向上扬起；“嘎”发音嘴会自然张开，适合张嘴微笑的拍照练习；说“鸭”音时眼睛微微睁大，嘴部上下张开，长期练习可以形成有感染力的笑容。

第35件事 学习一门语言：手语

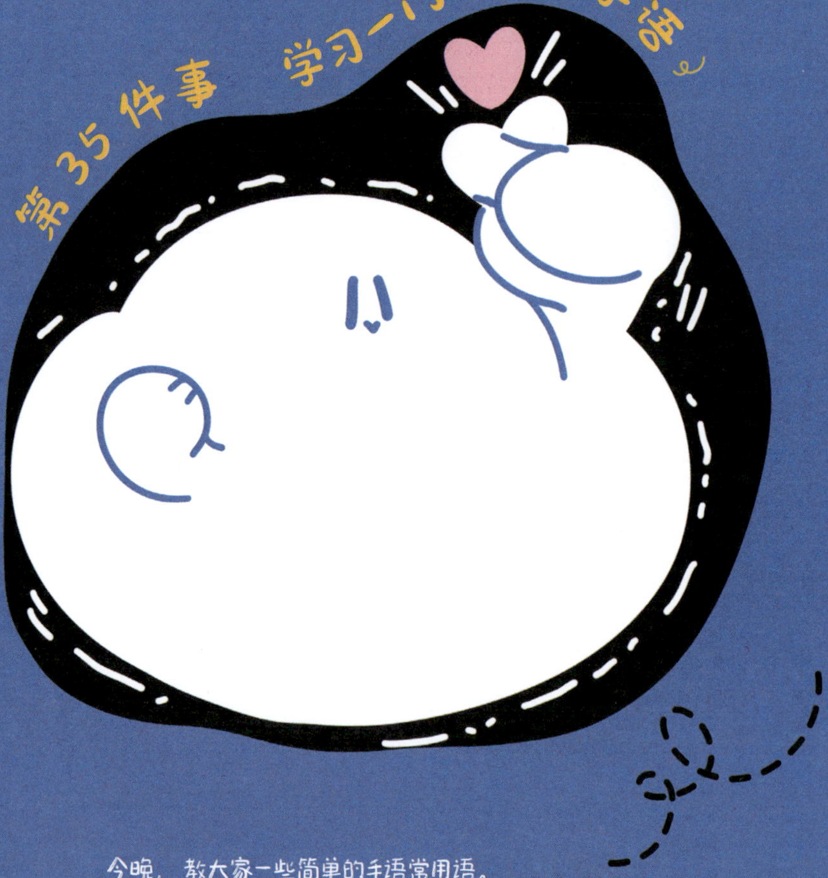

今晚，教大家一些简单的手语常用语。

从“你好”到“谢谢”，说不定在某一时刻能帮助到别人，试试用手指说话吧！

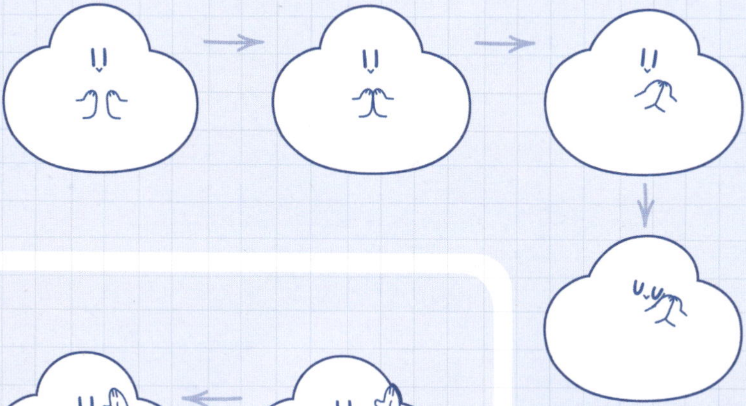

“睡觉”：双手合拢，贴于一侧的脸颊，头微侧，闭眼。

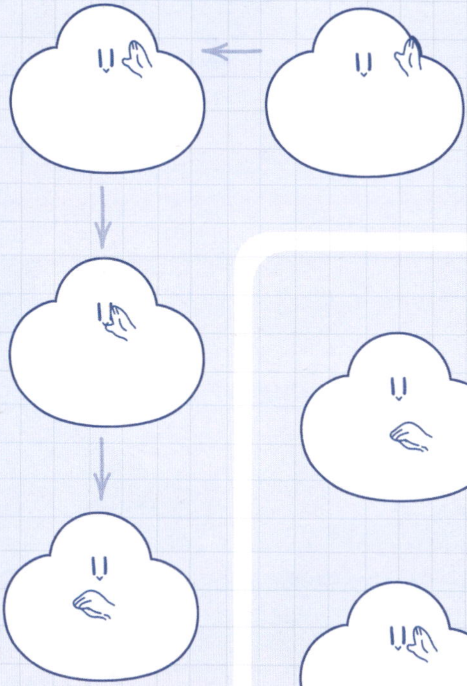

“晚上”：手闭合模仿太阳落山的样子。

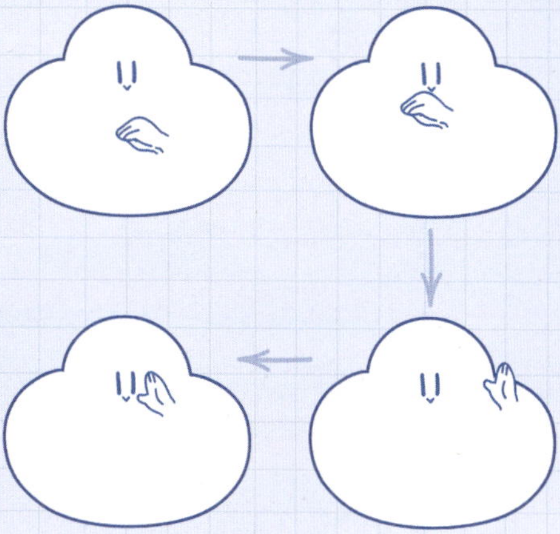

“早上”：手张开模仿太阳升起的样子。

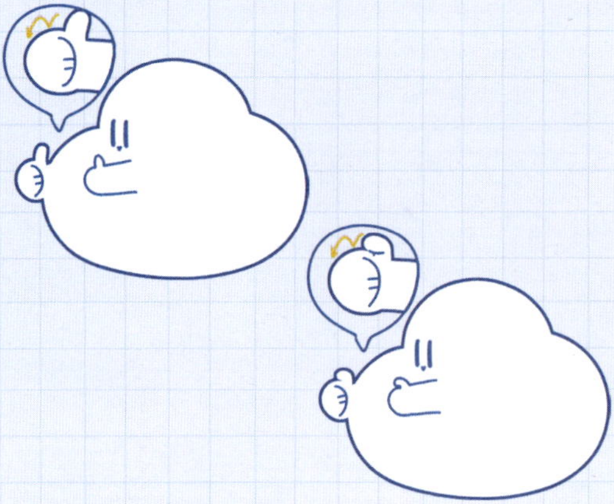

“谢谢”：伸出双手，大拇指向前弯曲两下，面带笑容。

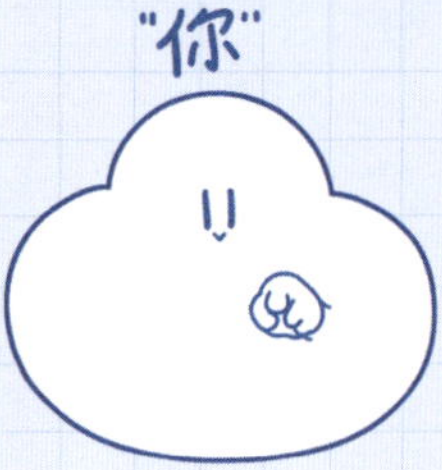

“你”：食指指向对方。

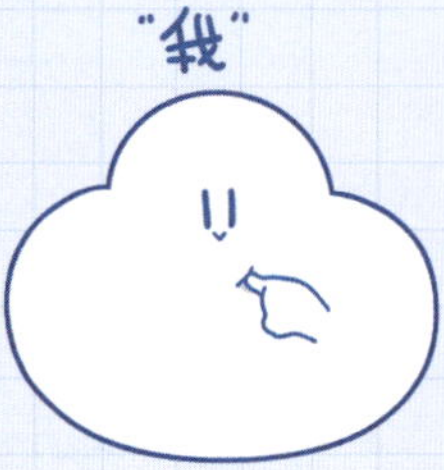

“我”：食指指向自己。

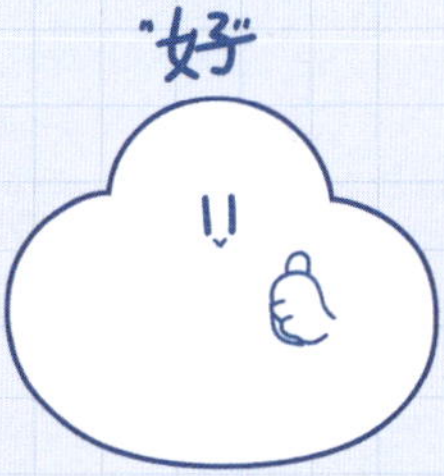

“好”：伸出大拇指。

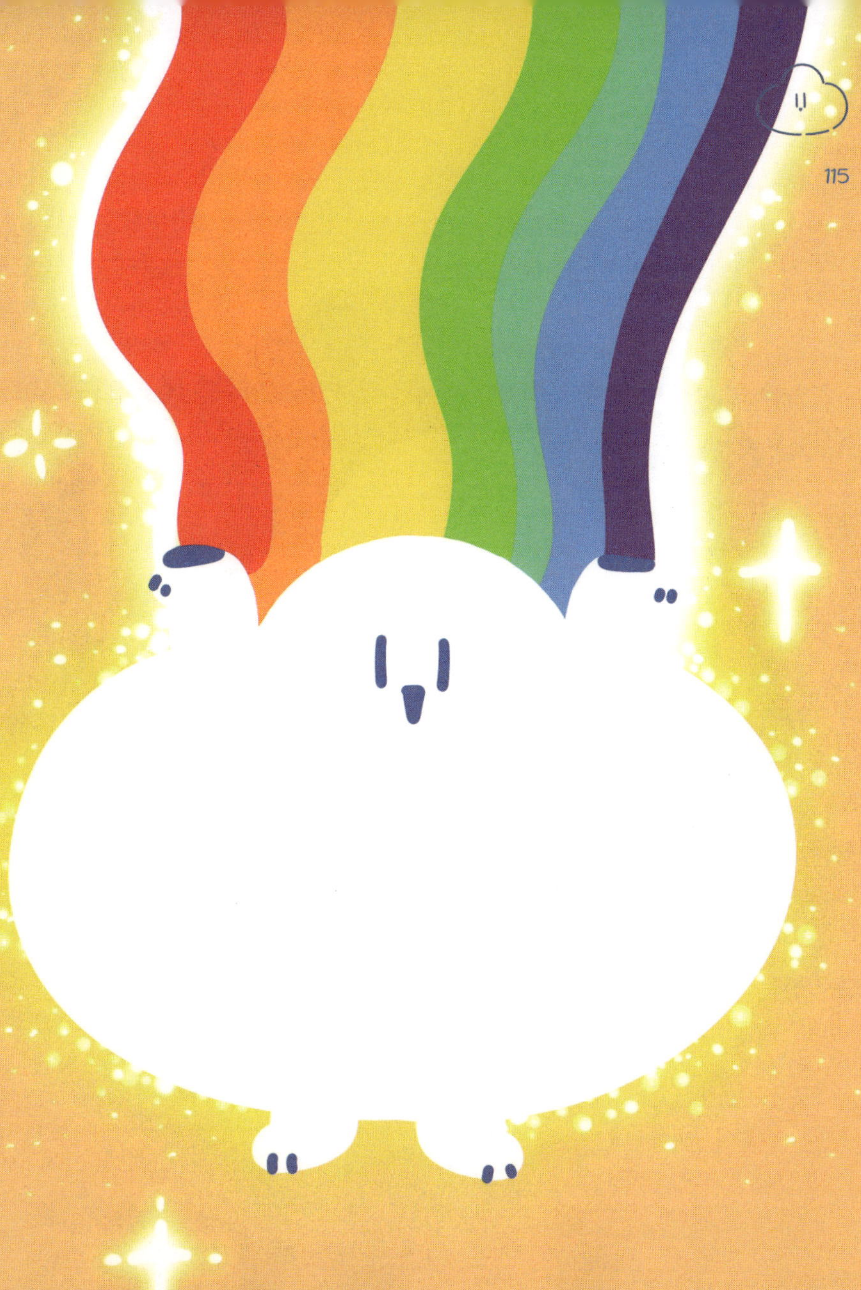

我拥有独一无二的
能量

第36件事 嘟嘟嘴

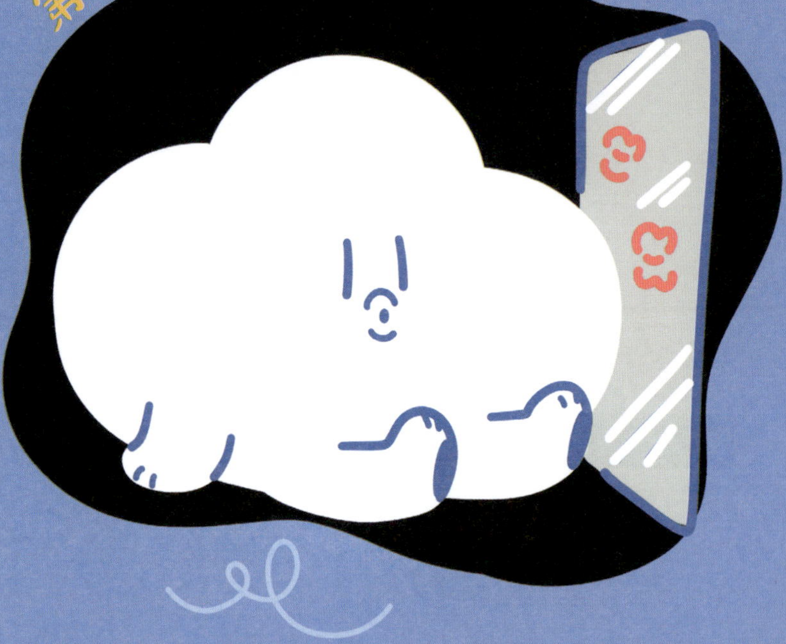

难怪很多大明星在片场都在做嘟嘴的动作，原来是在偷偷对抗法令纹。喜欢侧睡的朋友们，可以睡前坚持练习，能够淡化侧睡导致的法令纹。

跟着这 5 步，让法令纹消退！

第一步

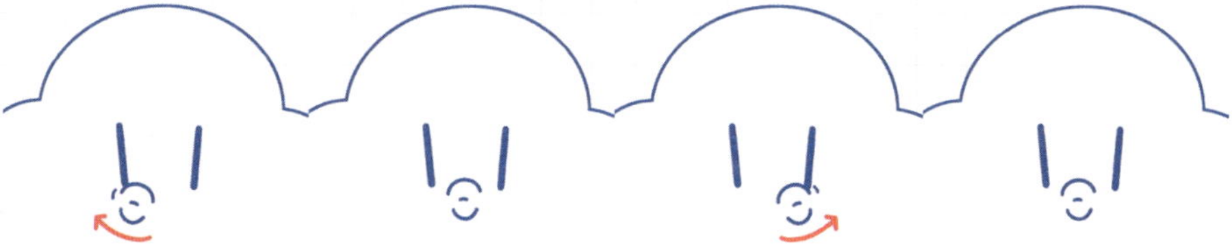

动作要领

噘起嘴巴，嘴巴向左上和右上提拉。

这个动作可以锻炼口周的肌肉群和鼻基底，紧实这两个部位的肌肉，有助于改善法令纹。

第二步

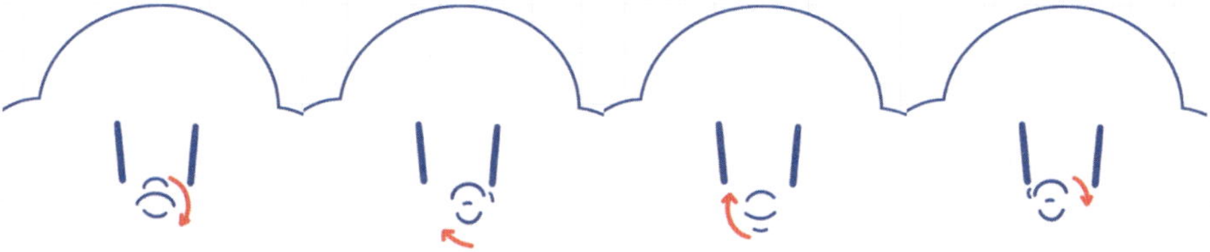

动作要领

用噘起来的嘴巴，画圈。坚持 30 秒。

这个动作可以锻炼更大范围的口周的肌肉群和鼻基底，难度也更大。顺时针画圈 15 秒，再逆时针画圈 15 秒。

第三步

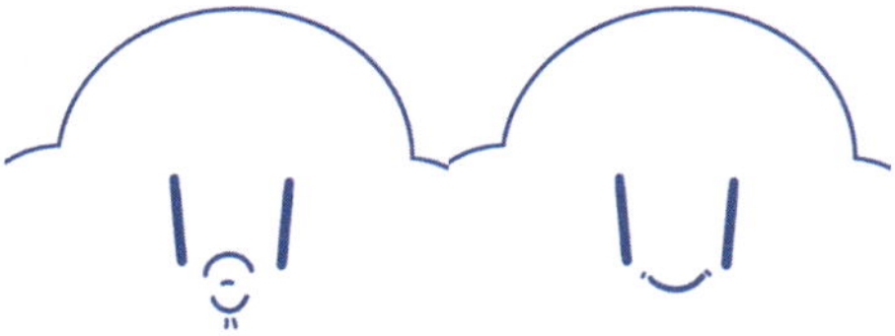

动作要领

微笑和嘟嘴交替，嘟嘴时嘴巴要保持紧绷的状态。坚持 30 秒。

这个动作可以锻炼脸颊和鼻基底，当这两个部位感到酸胀就说明训练到位了。

第四步

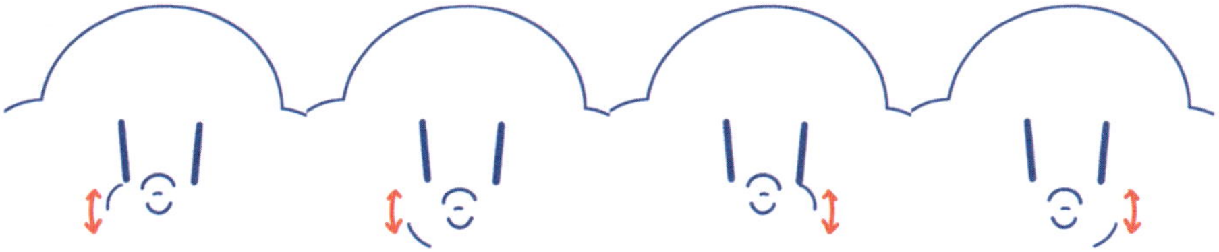

动作要领

嘟起嘴，舌头在口腔内左右分别进行上下滑动的动作，由口腔内部拉伸唇周肌肉。坚持 30 秒。

这个动作可以把唇周紧缩的肌肉舒展开。训练时会感到脸颊的肌肉有酸胀感，可以看到脸部凹陷的纹路正在向外被顶起来。左右侧各做 15 秒。

第五步

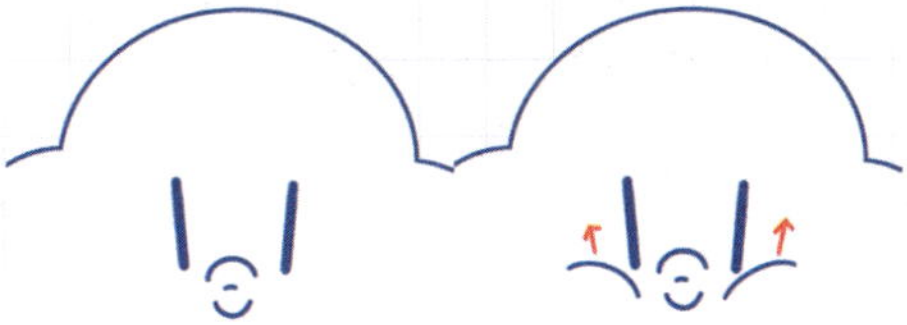

动作要领

嘴里含一口气，嘴巴顶着这股气向上鼓起，想象嘴巴里有一个气球，让人中向上反复顶起。坚持 30 秒。

过程中凹陷的鼻基底会向外膨出，这个动作可以锻炼面中的肌肉，对抗法令纹，让脸部肌肉更加紧实，不松垮。

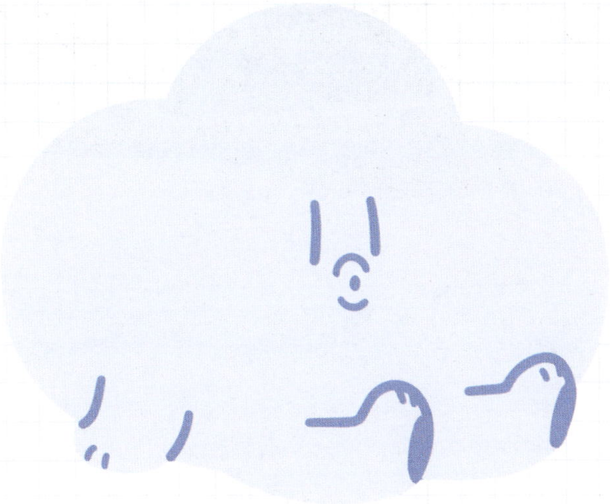

第 37 件事 发发呆

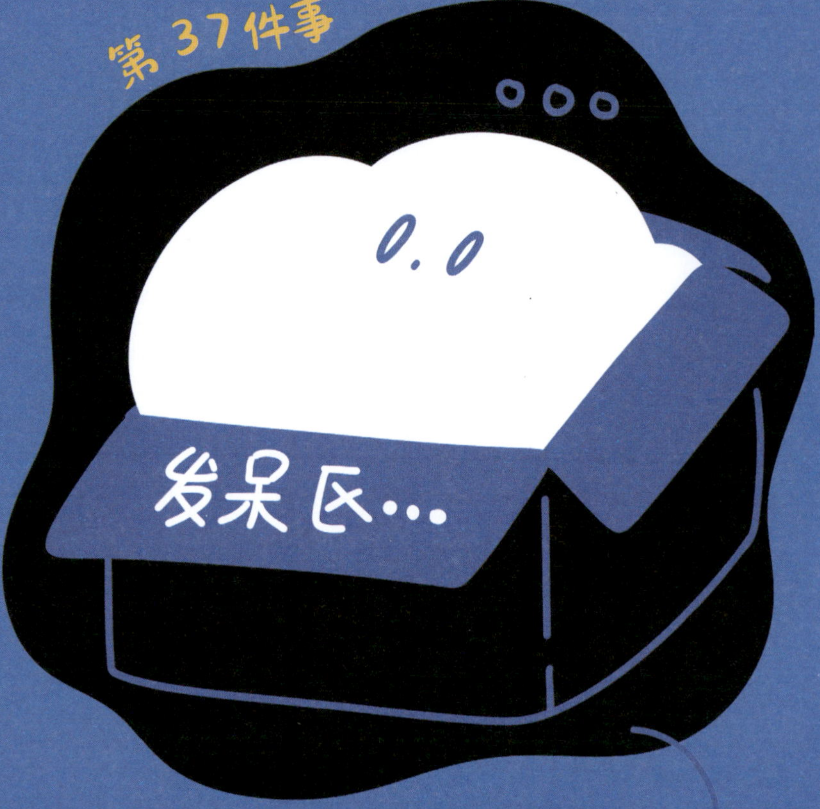

学习工作累了，就停下来发发呆，让灵魂出逃一段时间吧。

不要觉得发呆是浪费时间而自责，其实这是大脑在自救！

发呆并不是浪费时间，反而有很多好处。

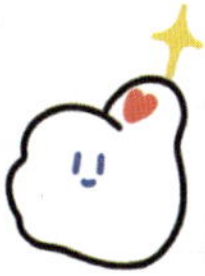

1. 给大脑加载的缓冲时间，促进深度思考，激发大脑细胞的活跃度，使大脑更灵活。发呆可以帮助人进入一种放松且专注的状态，发呆之后的注意力会更加集中。经常发呆的人往往更有创造力，记忆力也会更好。

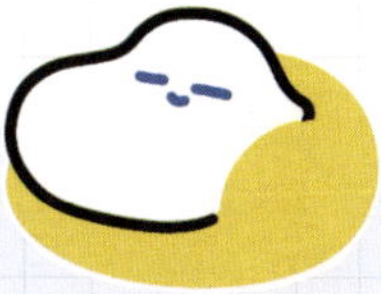

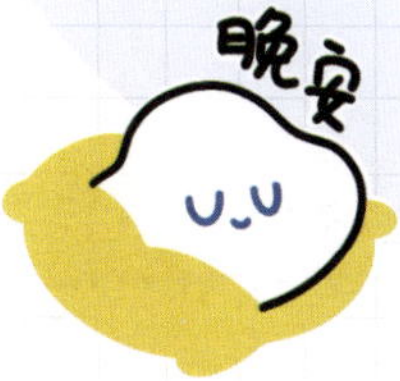

2. 促进脑部血液循环，改善睡眠。当我们在思考、学习和工作时，大脑需要血液和氧气来支持这些活动。而当处于发呆状态时，大脑的血流速度会减缓，有助于促进脑部血液回流，更容易入睡。

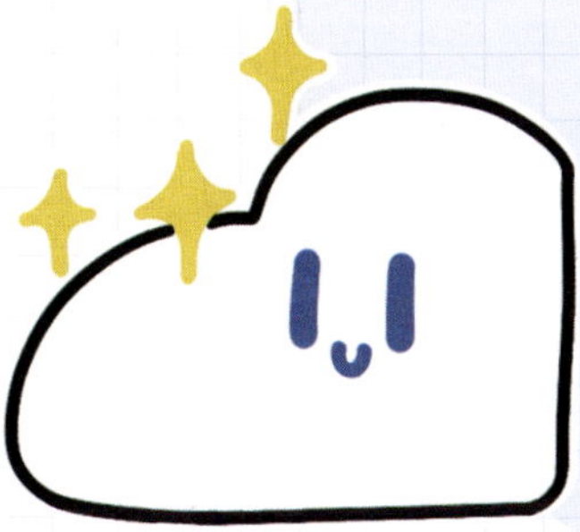

3. 免费的“养老保险”。发呆可以使大脑处于放松状态，提高认知功能，预防认知障碍，如阿尔茨海默病等。

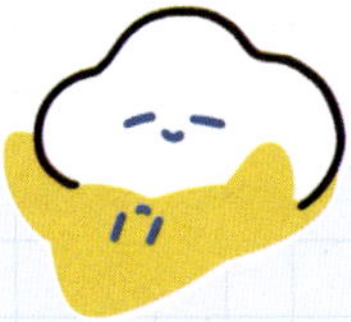

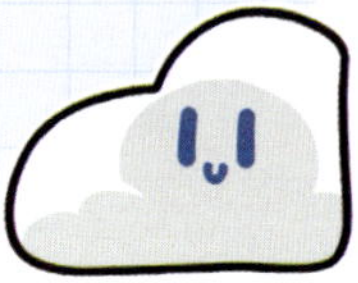

4. 缓解白天的压力和疲劳，增强情绪调节能力和身体免疫力。发呆可以帮助我们更好地调节内在情绪，减少神经系统因白天负面情绪所带来的应激反应，缓解抑郁情绪，使情绪更加稳定。同时，稳定的情绪可以增强免疫系统功能，从而维持身体健康。

5. 提升幸福感。发呆可以让我们在快节奏的生活中慢下来，感受内心世界。偶尔发呆可以锻炼自身的钝感力，提升内在幸福感。

我内心充满
平静与力量，能够应对一切。

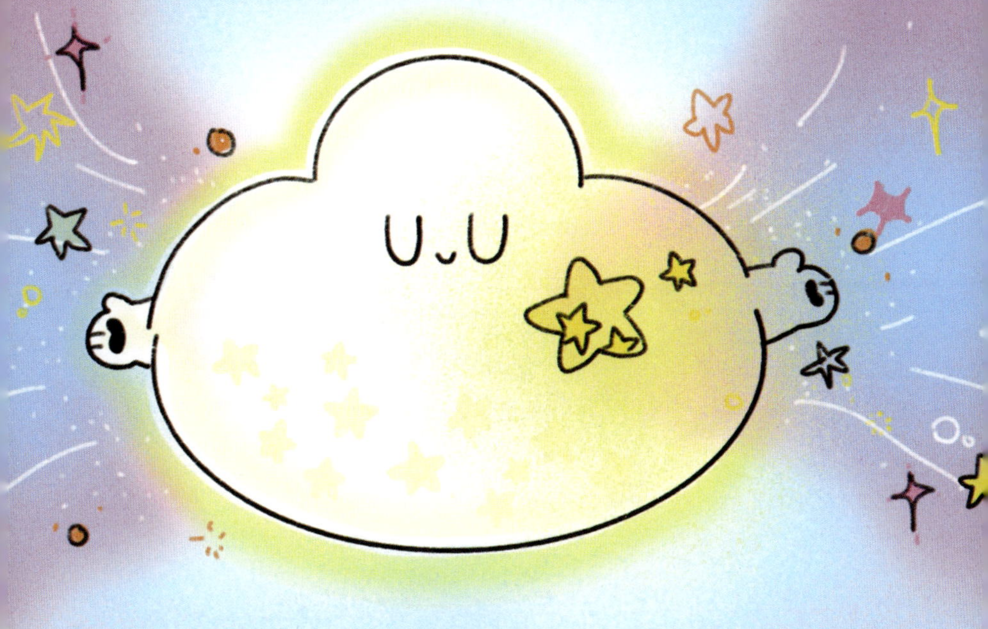

第38件事 奇形怪状地躺着

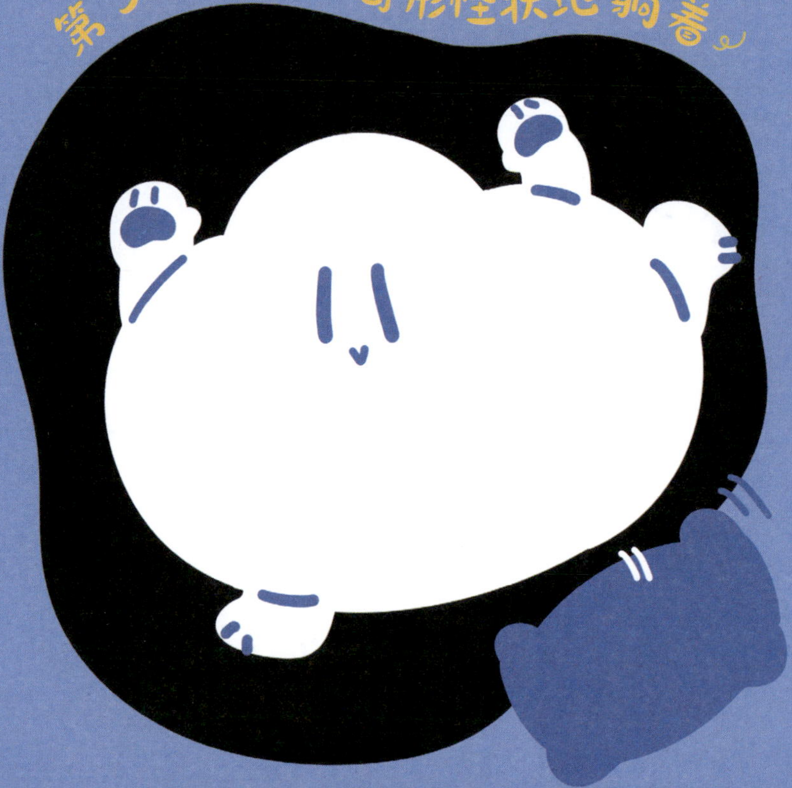

做奇特且搞怪的动作可以调动愉悦情绪，舒缓负面心情。

睡前奇形怪状地躺着不仅可以舒缓心情，还可以放松身体和锻炼四肢。

身体的各个器官和四肢会向大脑发送信号来判断身体状态。

当正襟危坐或摆正姿势时，会给大脑释放“注意”“紧张”的信号；反之，随意摆弄身体会给大脑发送“轻松”“愉悦”的信号。

温馨提示：适度搞怪助眠且有益，沉迷搞怪则伤身。睡觉时要恢复正确睡姿哦。

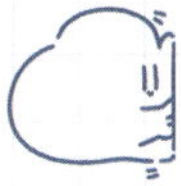

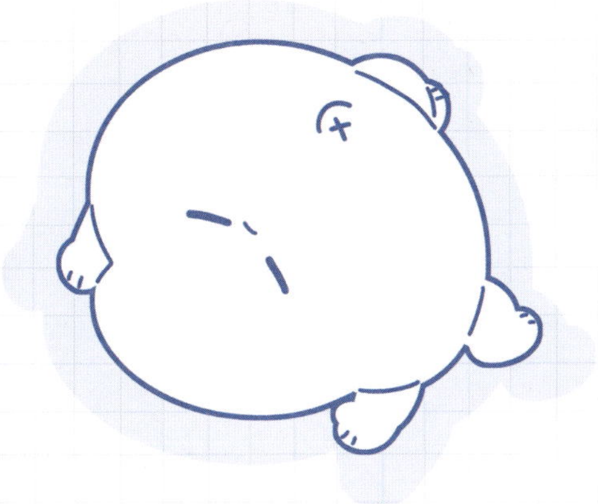

1. 臀桥式

动作要领：仰卧于床上，屈双腿，双脚踩在床上，保持自然呼吸。臀部发力将身体上抬呈一条直线，腰背挺直。保持腹部收紧，肩胛紧贴床，向上呼气、向下吸气。

此动作可以锻炼臀部肌肉，练出臀部曲线。

适合人群：想要翘臀的人。

2. 四仰八叉式

动作要领：仰卧于床上，膝盖尽可能靠近胸部，量力而行。头部和脊柱贴着床,脊柱尽可能地向两端延伸。手抓着脚的前端，使腹股沟内有拉伸感。保持呼吸，每一次呼气时尝试进一步延长脊柱。

此动作可以缓解情绪压力，改善失眠；也可以缓解腰部疼痛、痛经等。

适合人群：腰腹部不适、有情绪压力的人。

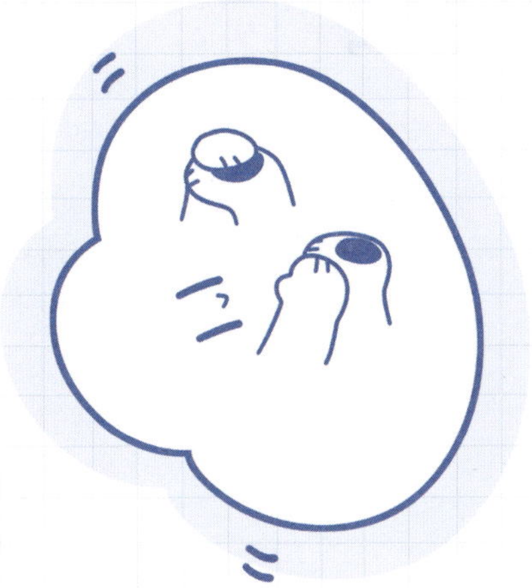

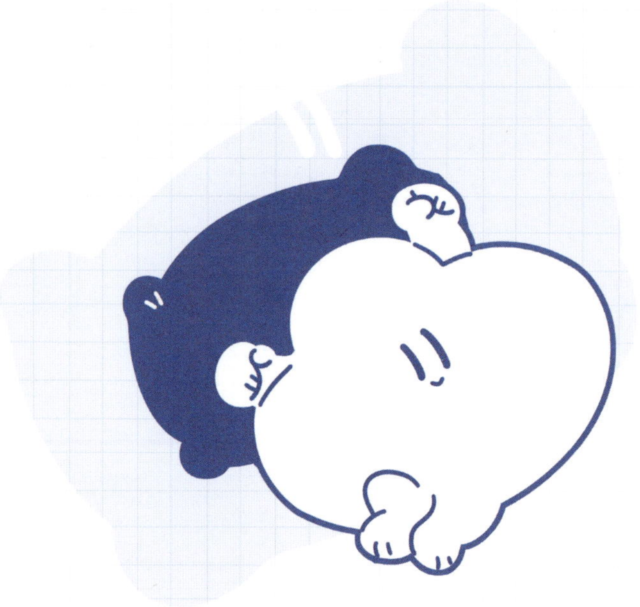

3. 仙子飞天式

动作要领：仰卧于床上，双肩贴于床，手臂展开与肩齐平，掌心朝上。上半身紧贴床面，一腿屈起，扭胯呈直角，另一腿置于下方伸直。

此动作可以伸展脊柱和肩部，锻炼颈部；打开胸部及髋部，释放积压的情绪，缓解焦虑，还可以改善消化不良。

适合人群：有情绪压力、消化不良的人。

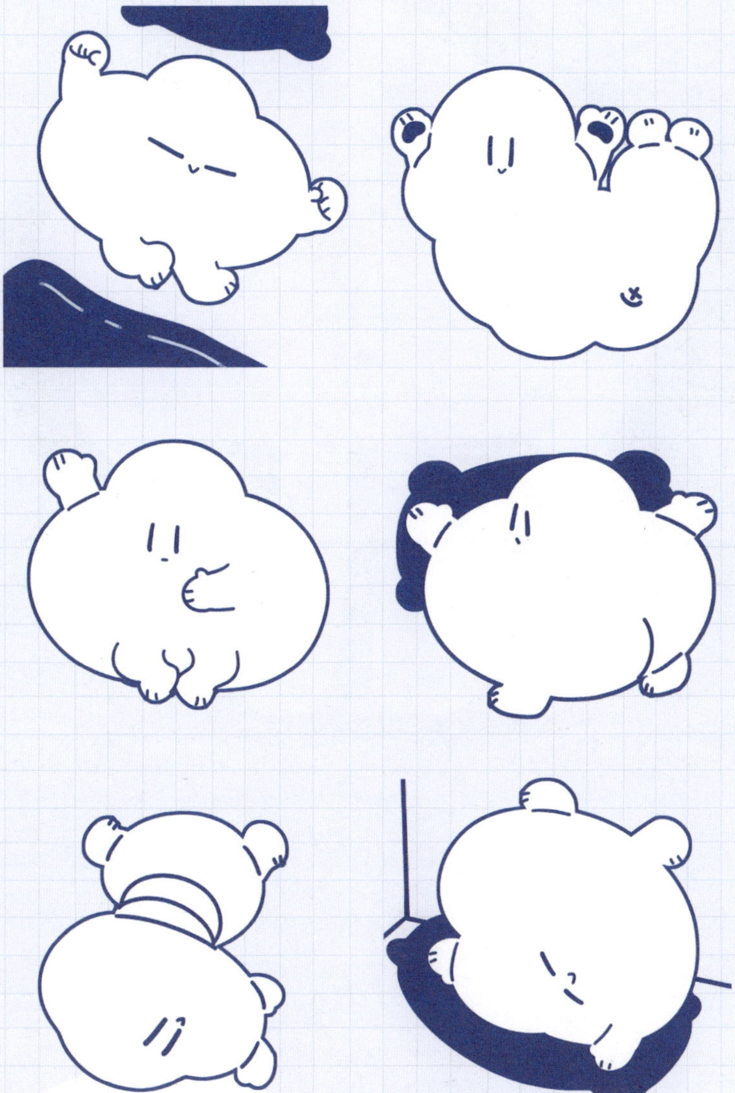

第39件事 为了长高再努努力。

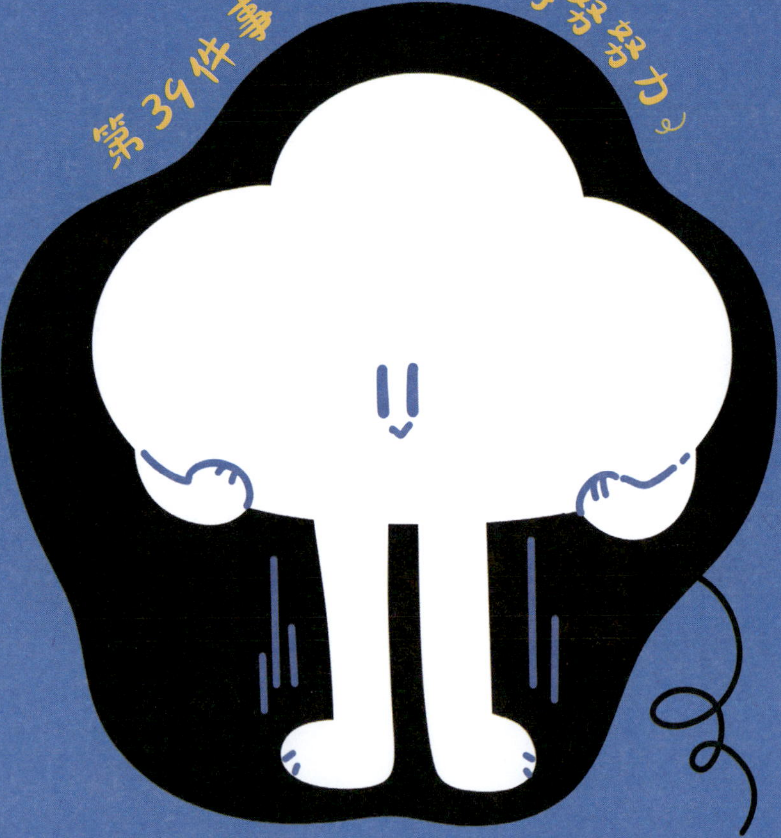

偷偷告诉你，人的骨骺线一般在24岁闭合。

如果你对自己的身高不满意，想要再“抢救”一下，可以试试坚持一年做下面这5个动作，同时在饮食方面多摄入优质蛋白和钙，还要保证充足的睡眠。

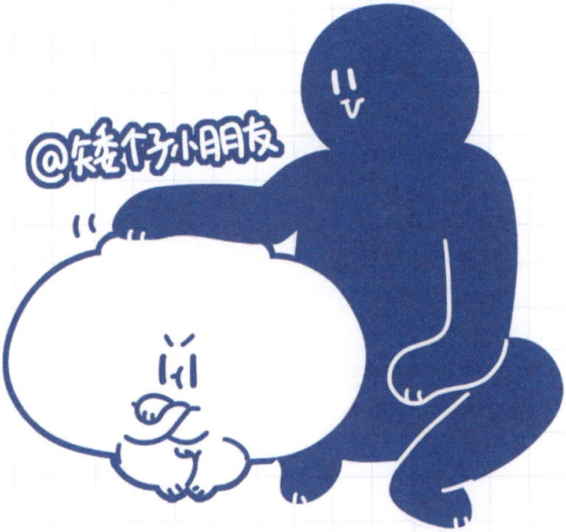

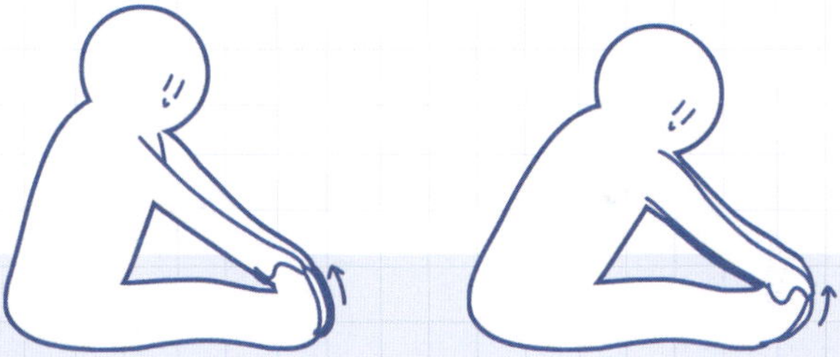

1. 勾脚尖

动作要领：坐姿，弯腰伸直手臂触碰脚尖，膝盖可稍微弯曲。适当用力勾起脚尖。

每组 12 次，做 3 组，强度按照自身情况进行调整。

这个动作可拉伸小腿肌肉，舒缓小腿肌肉的紧绷感，防止出现肌肉腿，在视觉上可以使人增高。

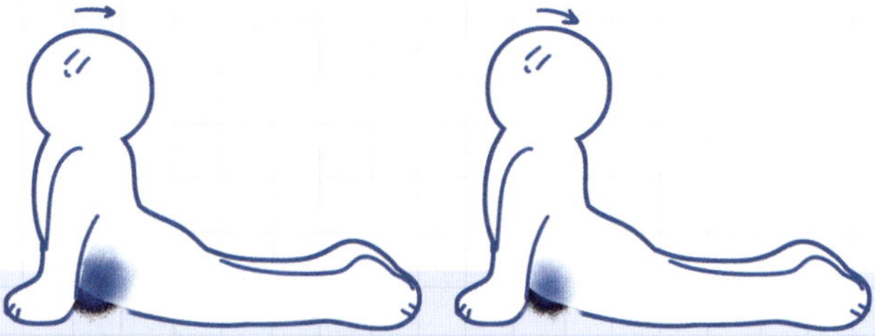

2. 上犬式

动作要领：俯卧，双脚并拢，脚背贴地，双手放在肋骨两侧。吸气双手推地，头带动上半身向上抬，微抬下巴，尽可能使用腹部肌肉。

每组 12 次，做 3 组，强度按照自身情况进行调整。

这个动作可强健手臂、大腿、脚踝力量，灵活脊柱，改善体态，缓解腰背僵直和腰椎间盘突出。还可以扩展胸腔，缓解抑郁。

注意：生理期勿做哦！

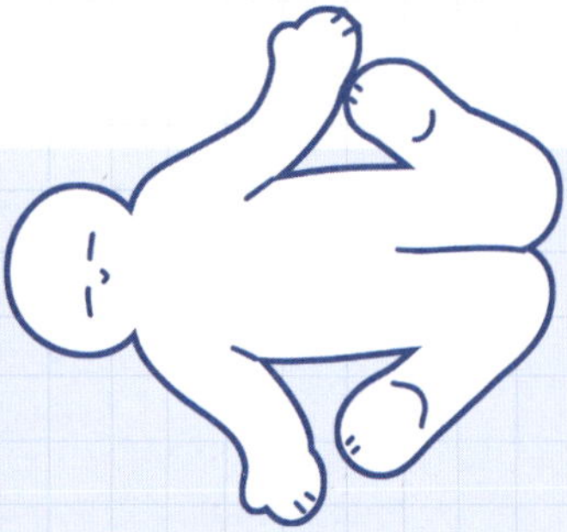

3. 英雄卧

动作要领：臀部跪坐于双腿间，小腿肚向外，脚背紧靠地面，双膝并拢，身体慢慢向下躺。双手互抱手肘，也可放松置于身体两侧。

每组 10 秒，做 5 组，强度按照自身情况进行调整。

这个动作可加强大腿前侧肌群拉伸，伸展腹部、脚背，灵活膝、踝关节。

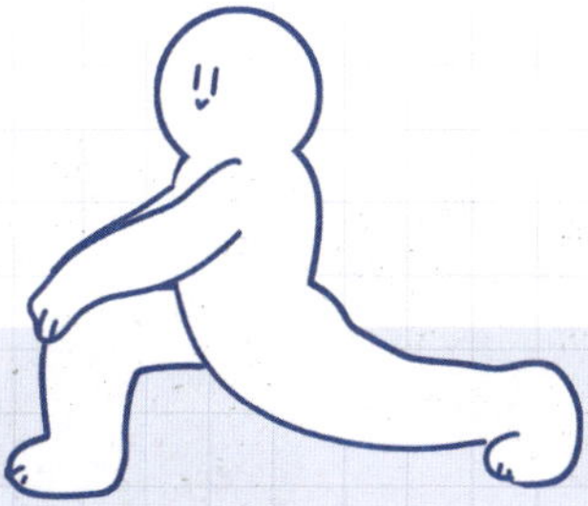

4. 弓步压腿

动作要领：弯曲膝盖，手放在髋部或膝盖上，一只脚迈到身前，向前推髋部，前后呈一条线。头微微抬起，身体保持中立。两腿交换做。

每组 12 个，做 3 组，强度按照自身情况进行调整。

这个动作可打开髋部，紧致大腿肌肉，让腿部线条更好看，视觉上可增高。

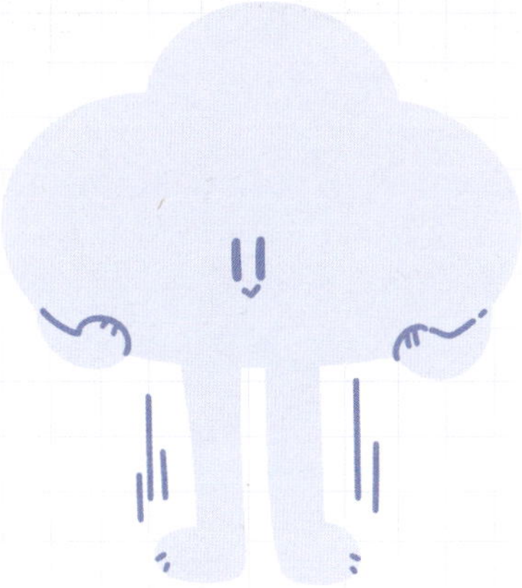

第40件事 冥想

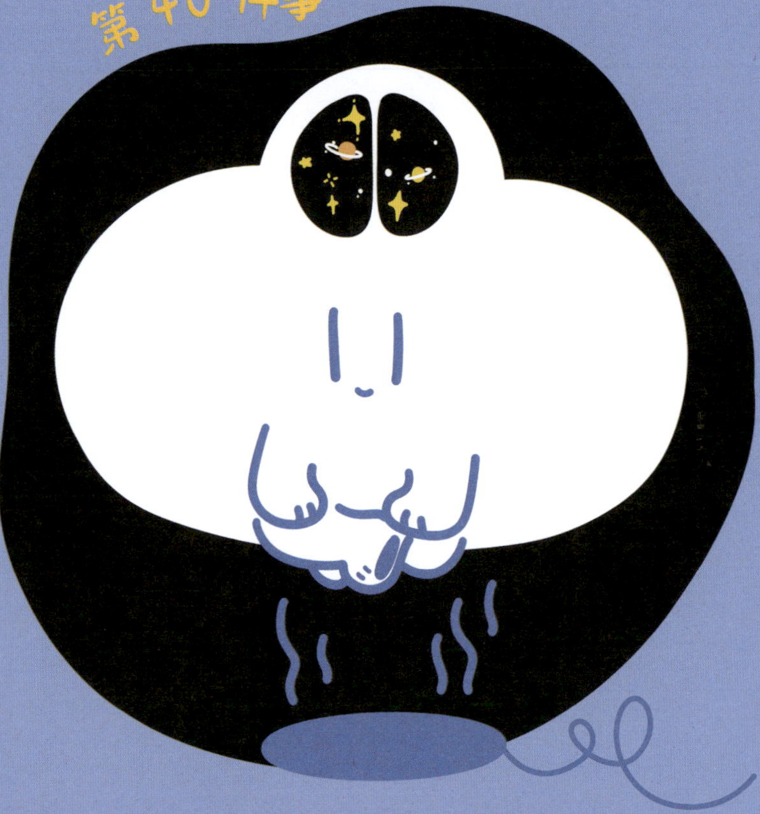

冥想是一个已被证实科学有效的大脑运动，很多人都通过冥想来提升自己。

每一次冥想都是在锻炼大脑，有助于提升专注力、缓解压力、改善睡眠和提高记忆力等。

每天冥想5~10分钟，这并不需要很大的投入，但是坚持做下来，它会带给你很大的改变。

冥想三步

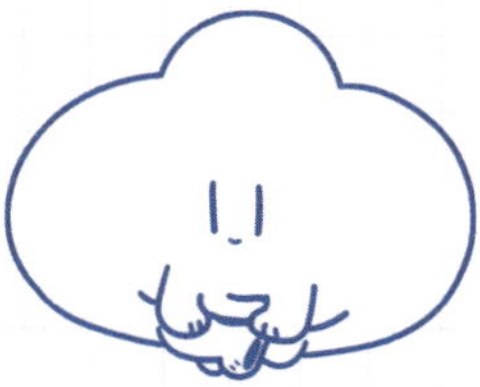

第一步：找个舒适的地方坐下，后背挺直，不要靠在椅背或者墙上，闭上眼睛。

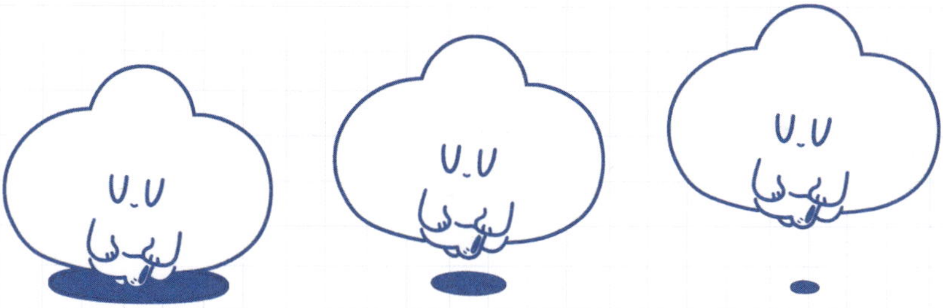

第二步：放空脑袋，什么都不要想，关注在呼吸上，感受吸气和呼气。

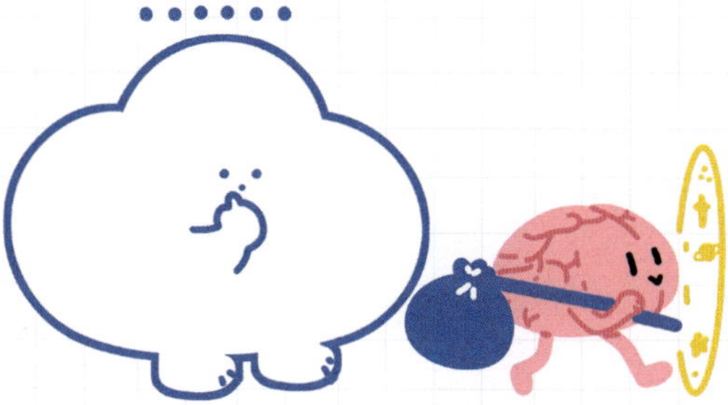

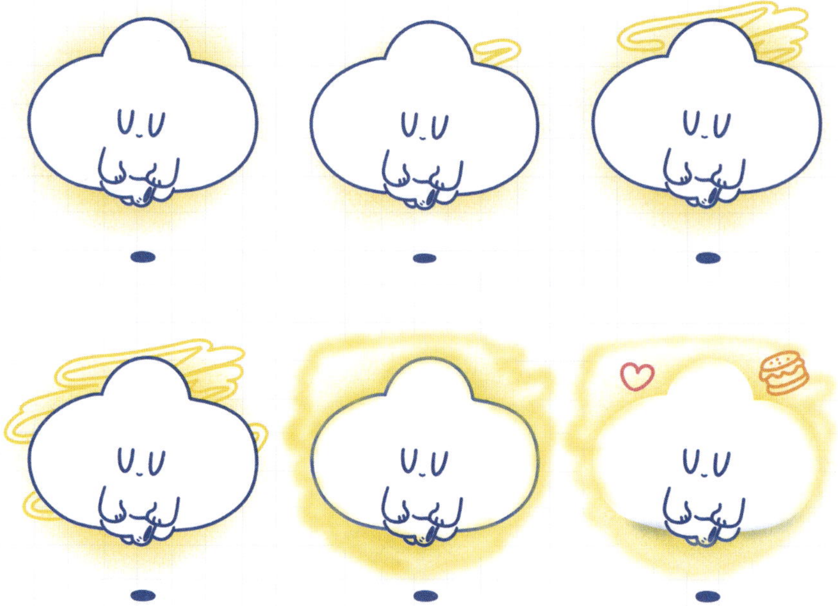

第三步：选一个感觉最明显的部位，比如头顶、鼻子或者腹部等。然后全神贯注地感受呼吸及其带来的改变。

注意

一旦你开始尝试冥想，脑子可能会蹦出来“中午吃什么”“某人又在干什么”等乱七八糟的想法，这时候你要将注意力拉回到自身，感受呼吸，专注于身体的感受。

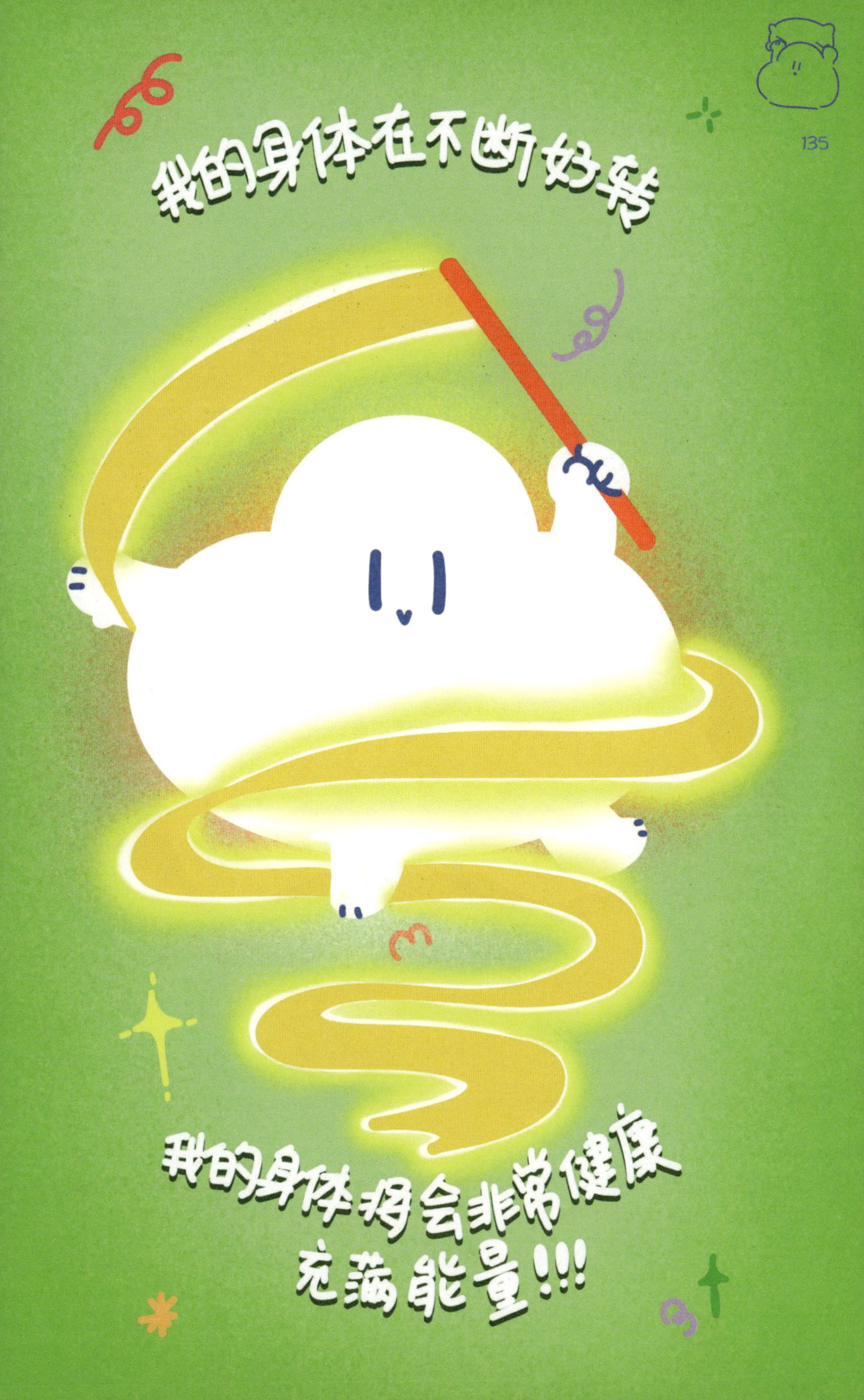
我的身体在不断好转
我的身体将会非常健康
充满能量!!!

第41件事 养成对称脸

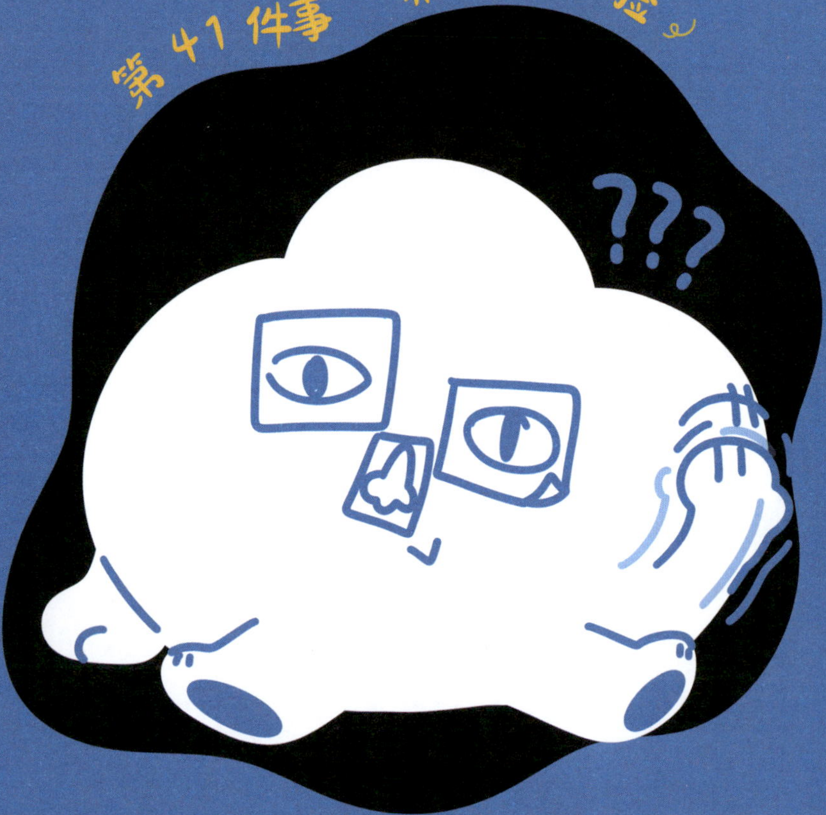

如果你也被大小脸困扰，可以试试通过以下这些动作改善大小脸，长期坚持可以让脸部线条更流畅。

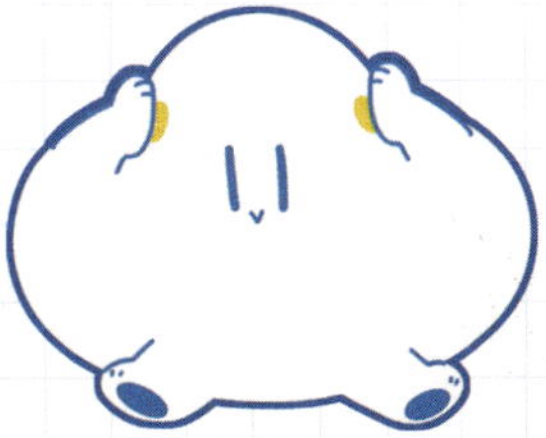

第一步：坐在床上，手掌根放在太阳穴的位置。

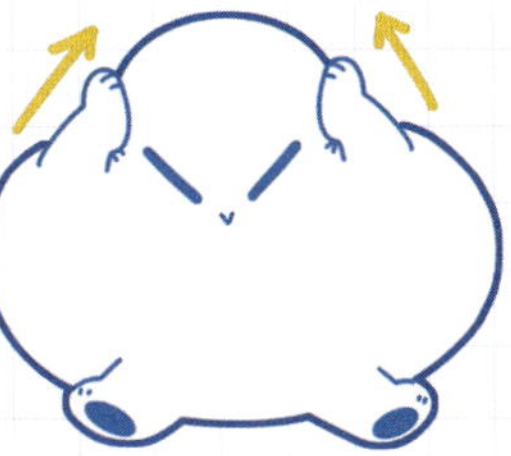

第二步：双手适当用力向上提拉太阳穴。

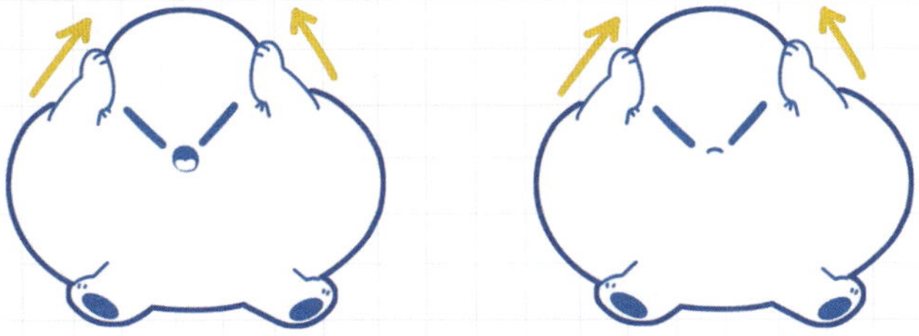

第三步：有节奏地张嘴闭嘴。

每组 20 次，每天 4~5 组。

Tips

1. 平时不要只用一侧咀嚼，要两边交替着咀嚼。
2. 日常培养正确坐姿，避免跷二郎腿。

第42件事 练成好听的声音

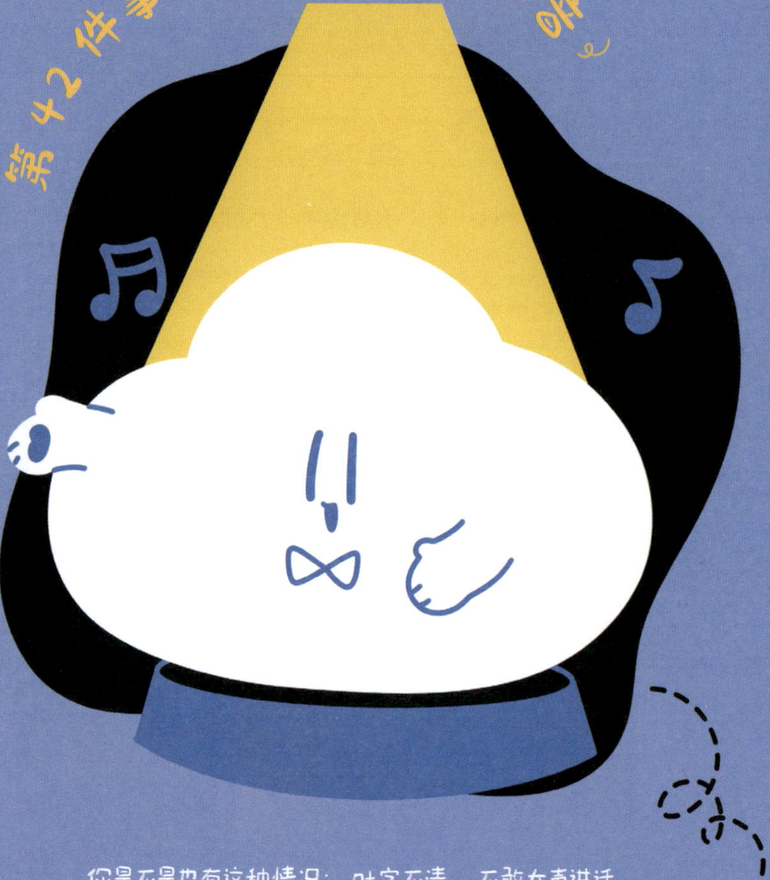

你是不是也有这种情况：吐字不清，不敢大声讲话，觉得自己声音不好听？

今天给大家分享5个播音主持都在偷偷练的绕口令。

这一系列绕口令既可以锻炼唇齿的灵活度，还可以提高口语表达和语速控制能力，让你说话声音更好听！

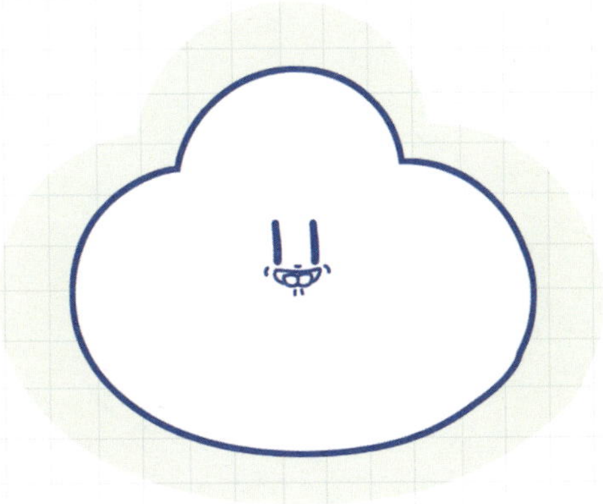

1. 练舌齿音

四是四，十是十。十四是十四，四十是四十。别把四十说十四，别把十四说四十。

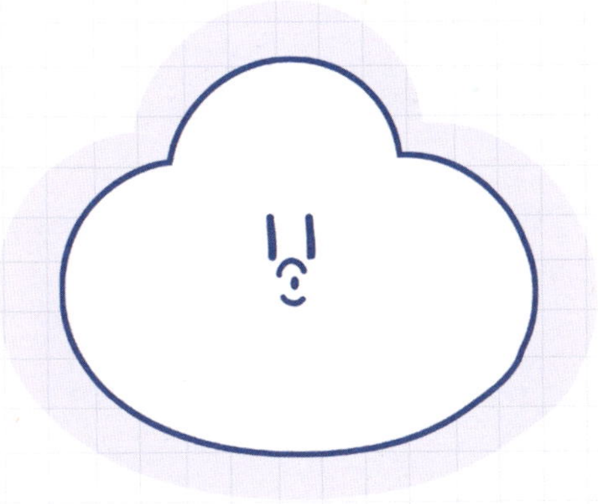

2. 练唇音

八百标兵奔北坡，炮兵并排北边跑，炮兵怕把标兵碰，标兵怕碰炮兵炮。八了百了标了兵了奔了北了坡，炮了兵了并了排了北了边了跑。炮了兵了怕了把了标了兵了碰，标了兵了怕了碰了炮了兵了炮。

3. 练气息

出东门，过大桥，大桥底下一树枣，拿着竿子去打枣，青的多，红的少。一个枣，两个枣，三个枣，四个枣，五个枣，六个枣，七个枣，八个枣，九个枣，十个枣。十个枣，九个枣，八个枣，七个枣，六个枣，五个枣，四个枣，三个枣，两个枣，一个枣，这是一段绕口令，一口气说完才算好。

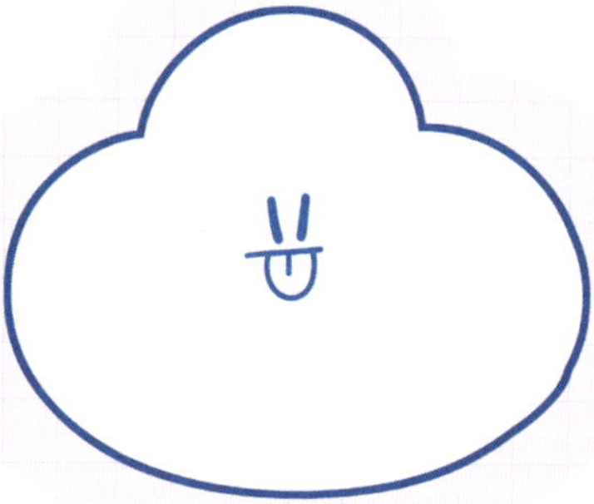

4. 练舌根音

哥挎瓜筐过宽沟，赶快过沟看怪狗。光看怪狗瓜筐扣，瓜滚筐空哥怪狗。哥挎瓜筐过宽沟，过沟筐漏瓜滚沟。隔沟挎筐瓜筐扣，瓜滚筐空哥怪沟。

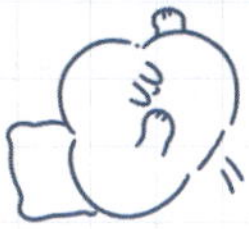

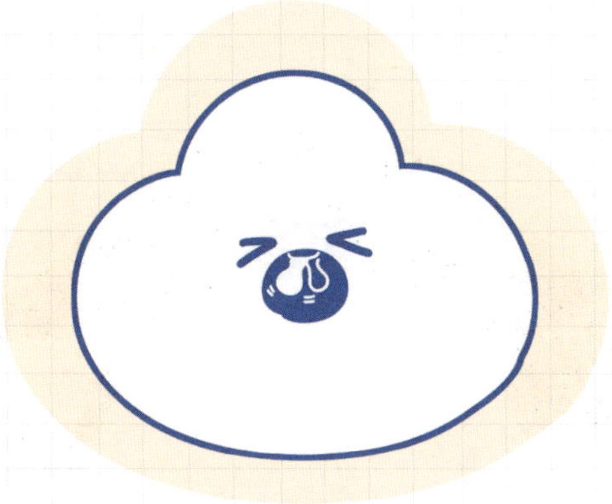

5. 练喉音

费家有面粉红墙，粉红墙上画凤凰，凤凰画在粉红墙，红凤凰、黄凤凰，红凤凰看黄凤凰，黄凤凰看红凤凰。粉凤凰、灰凤凰、粉红凤凰、花凤凰，全都仿佛活凤凰。

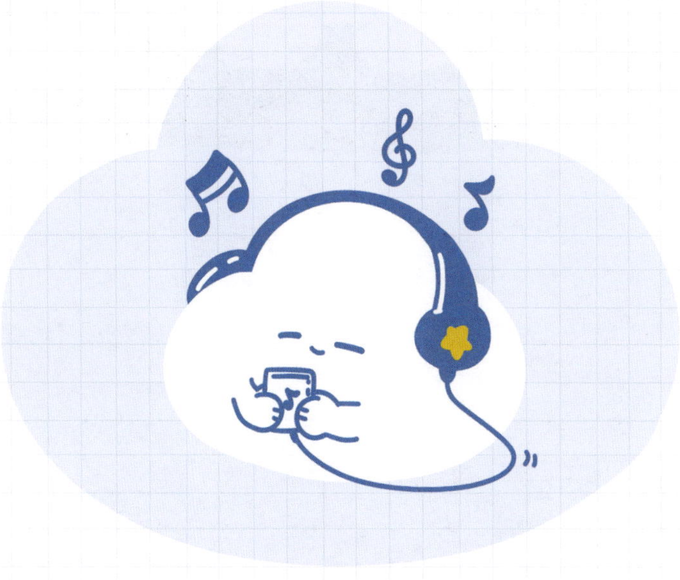

第43件事 捏出好看的鼻形

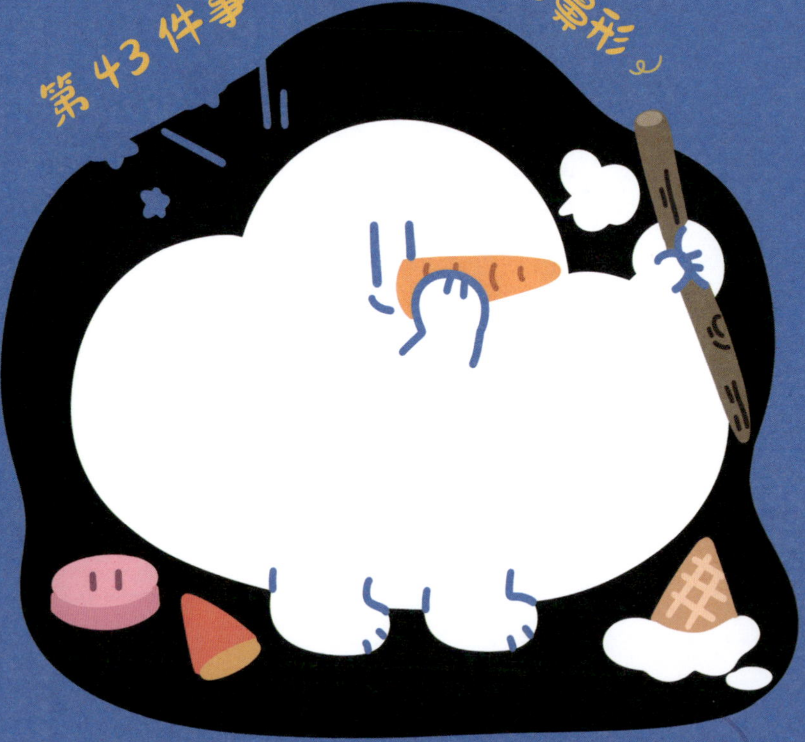

塌鼻梁，宽鼻梁，驼峰鼻，蒜头鼻……你是不是也会因为这些而烦恼呢？我们可以尝试通过按摩来解决。

注意按摩前要洗净手和脸。做动作的时候还可以闭上眼睛，让眼睛休息下。

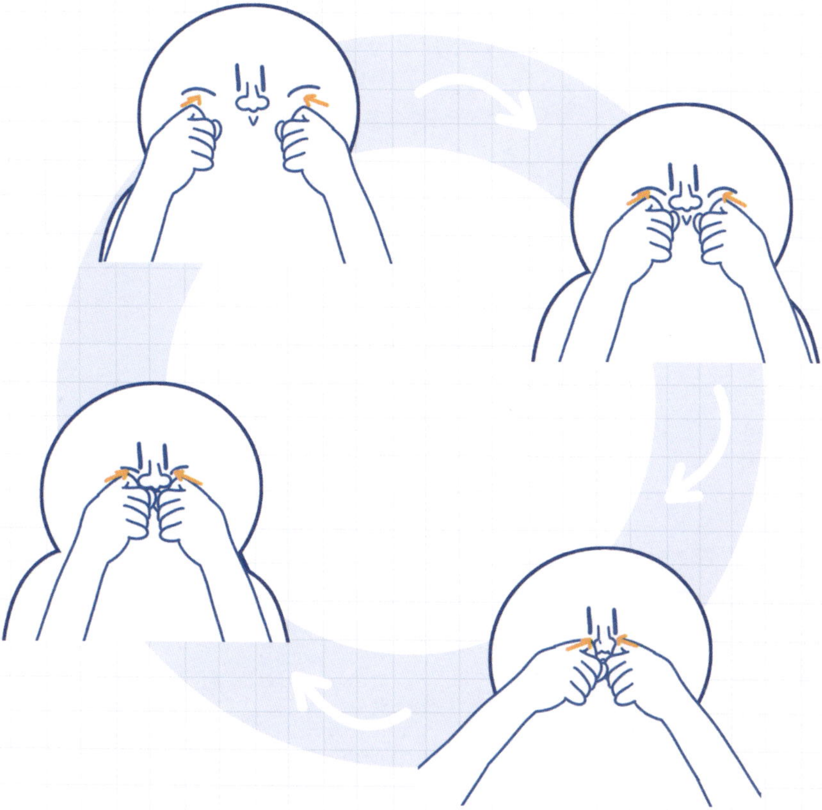

1. 按摩苹果肌

双手握拳，用拳的侧面按摩苹果肌，按 30 秒。

这个动作可以放松鼻翼两侧肌肉，预防鼻翼变宽。同时让面部更加饱满有弹性。

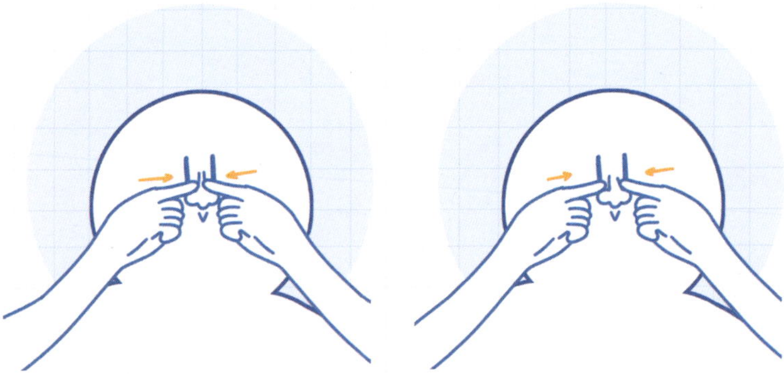

2. 挤压两侧鼻梁

双手食指抵住鼻梁骨两侧，向中间挤压，按 30 秒。

这个动作有助于让鼻梁变挺，还可以顺带按压鼻翼两侧和底端，把外扩的鼻翼向内推，改善鼻形。做动作时力度要轻，否则可能会适得其反。

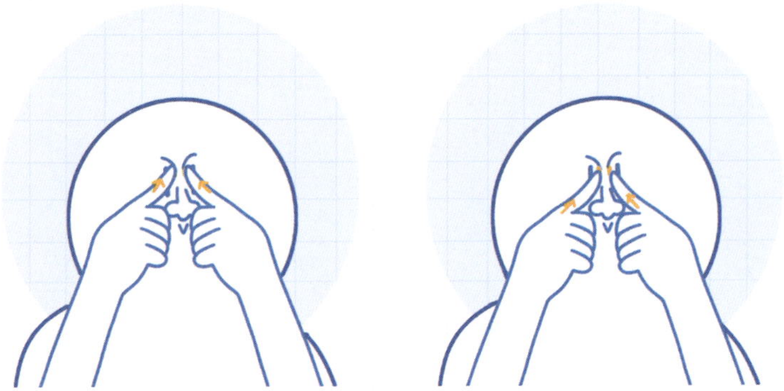

3. 按摩鼻根

双手食指抵住眼角边的鼻梁位置，往上顶住鼻根，不要太用力，按 30 秒。

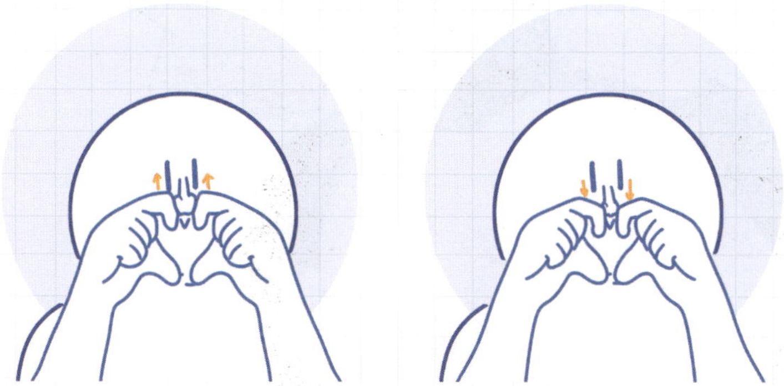

4. 按摩鼻翼两侧

双手大拇指抵在下巴，食指贴着鼻翼，上下移动，做 30 秒。

注意按摩时不要太用力。

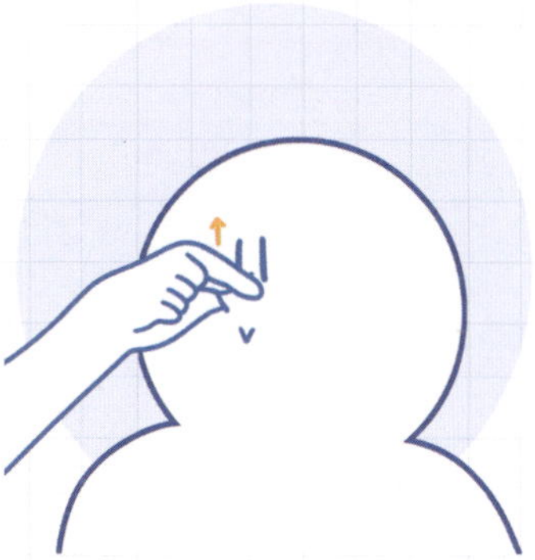

5. 提鼻翼

一只手捏住鼻头两侧鼻翼，轻轻向上提，保持 30 秒。

长期锻炼这个动作可以使鼻头两侧的肌肉更紧实，视觉上使鼻子更立体。

小秘密：边做边默念一个魔咒——变小变小变小！

说不定奇迹就会发生！

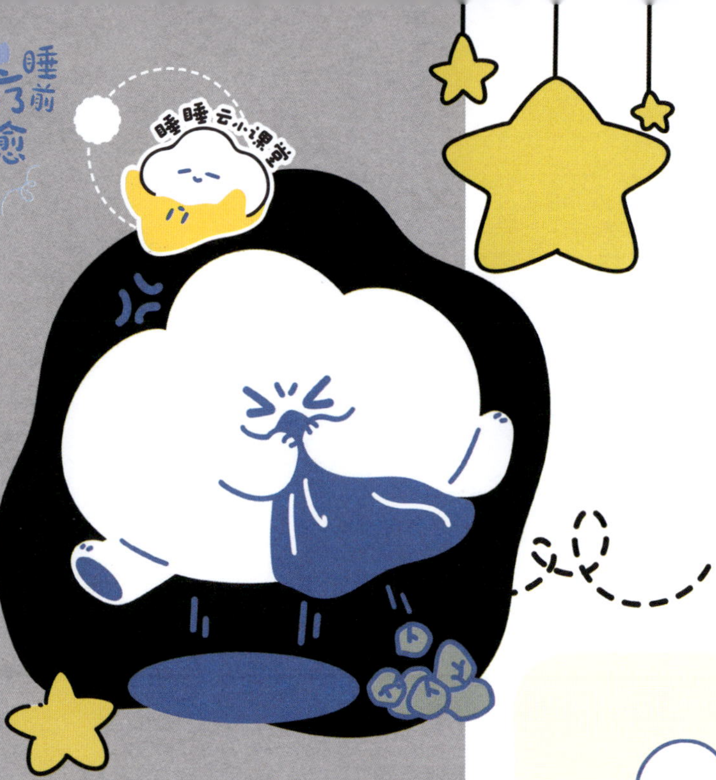

睡前鼻塞请这样做

晚上鼻塞睡不着，而且用嘴呼吸容易变丑，长期会使下巴后缩。

下面总结了 6 个缓解鼻塞的方法，总有一款适合你！

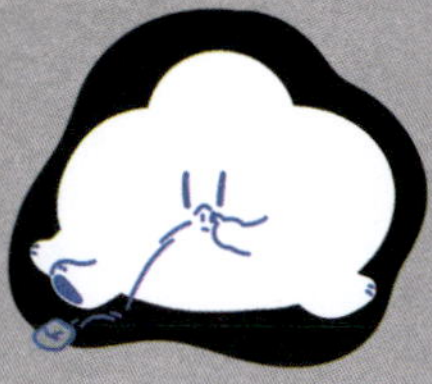

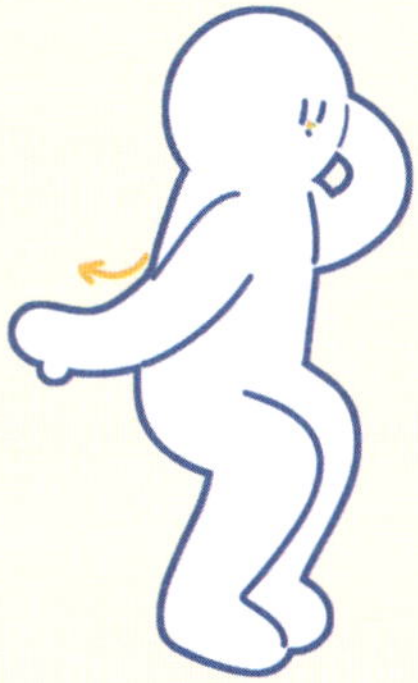

1. 侧躺压手臂

右侧鼻塞时，朝左侧躺下压着左手（反之亦然）。把鼻塞那侧的手臂向后背方向压，同时尝试闭气。闭气到自己憋不住，呼吸，反复几次。

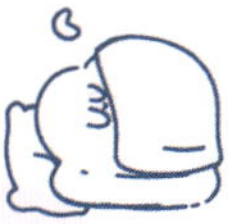

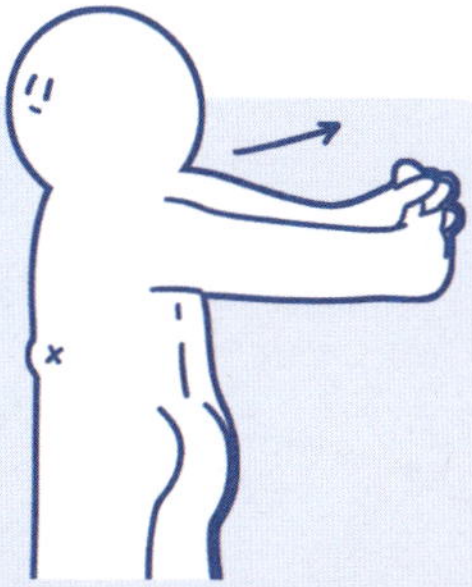

2. 拉伸筋膜

两侧鼻子都鼻塞时，双手背向后背，手指交叉，撑开并向后反转。双肩打开胸腔，向后上方抬手臂。

坚持 20 秒，连续做 3 组。

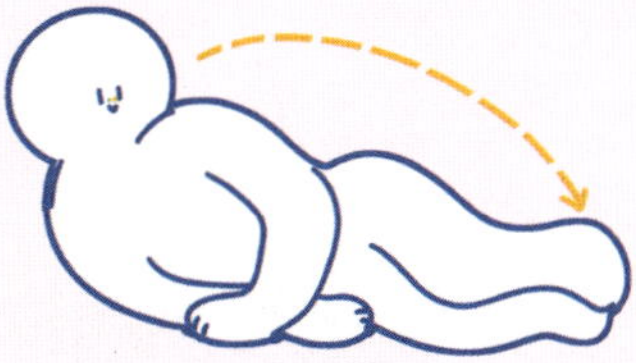

3. 侧躺看脚尖

左侧鼻塞时，向右侧躺下压着右臂（反之亦然）。上半身立起来看左侧脚尖，要用腰部力量立起来，不要用手去撑。

坚持 20 秒，连续做 3~5 组。

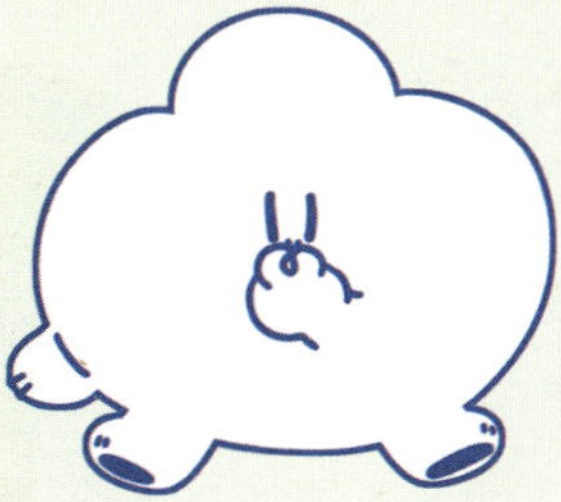

4. 憋气法

抬头，然后深吸一口气，捏住鼻子直到自己憋不住时放手，多重复几次。

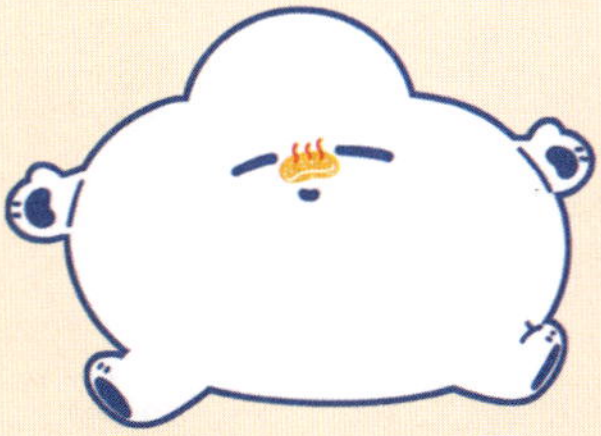

5. 热敷鼻子

用湿热的毛巾，敷在鼻根部直至鼻塞缓解。温度不宜过高，以免烫伤皮肤。

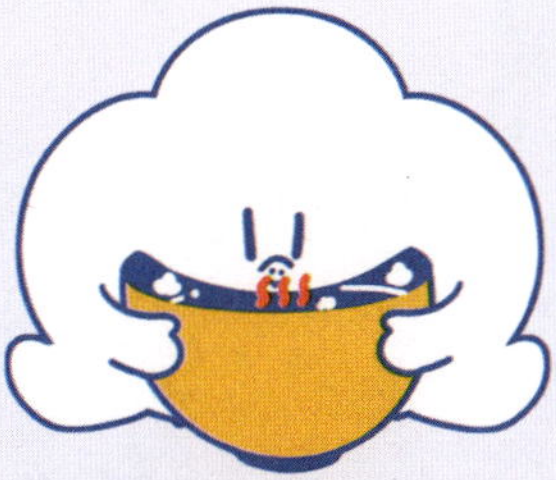

6. 蒸鼻子

接一碗热水，将鼻子凑到热气上。保持正常呼吸，让水蒸气雾化鼻子。

蒸汽可以使鼻腔保持湿润，缓解鼻塞。

第44件事 练臀

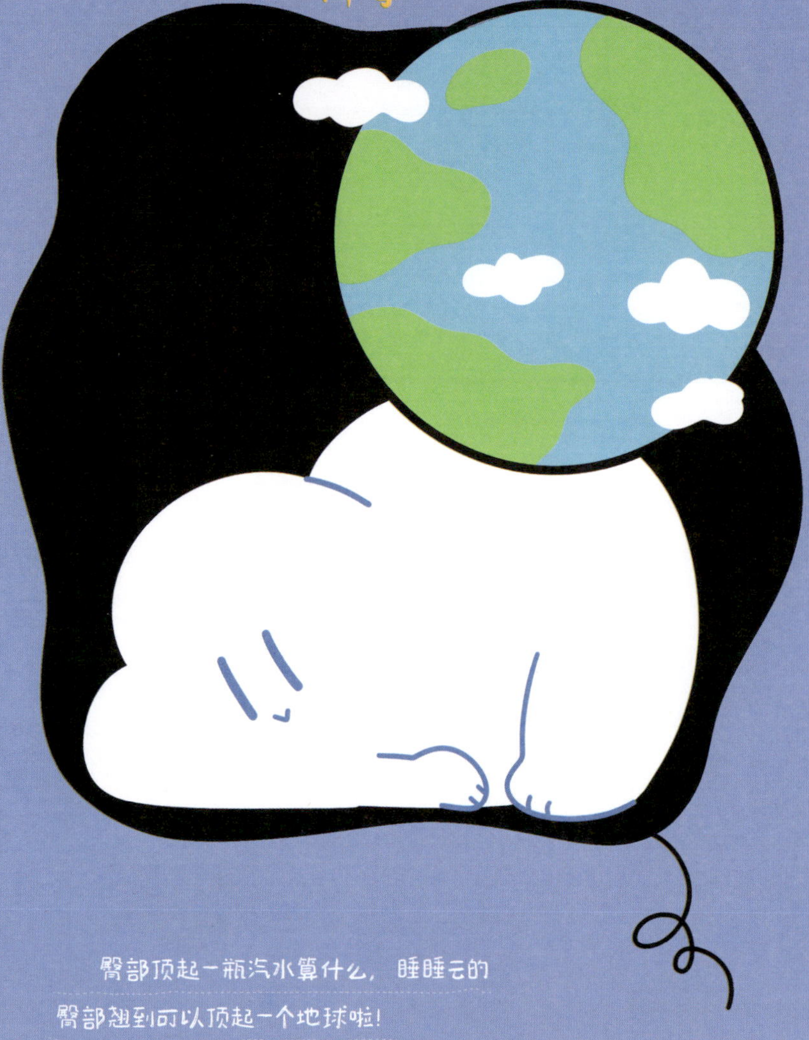

臀部顶起一瓶汽水算什么，睡睡云的臀部翘到可以顶起一个地球啦！

长期坚持这 4 个动作可以练出翘臀哦!

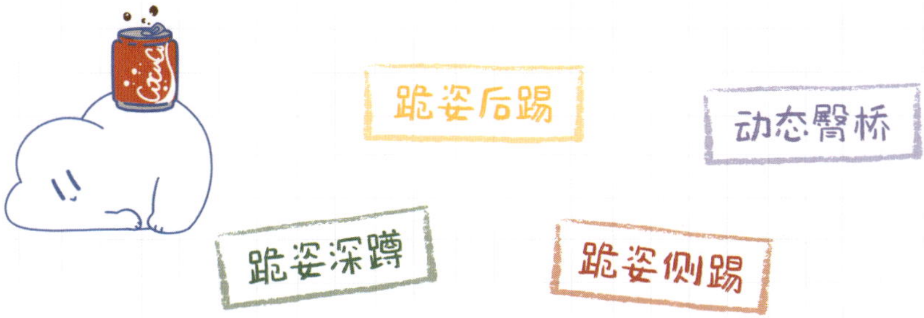

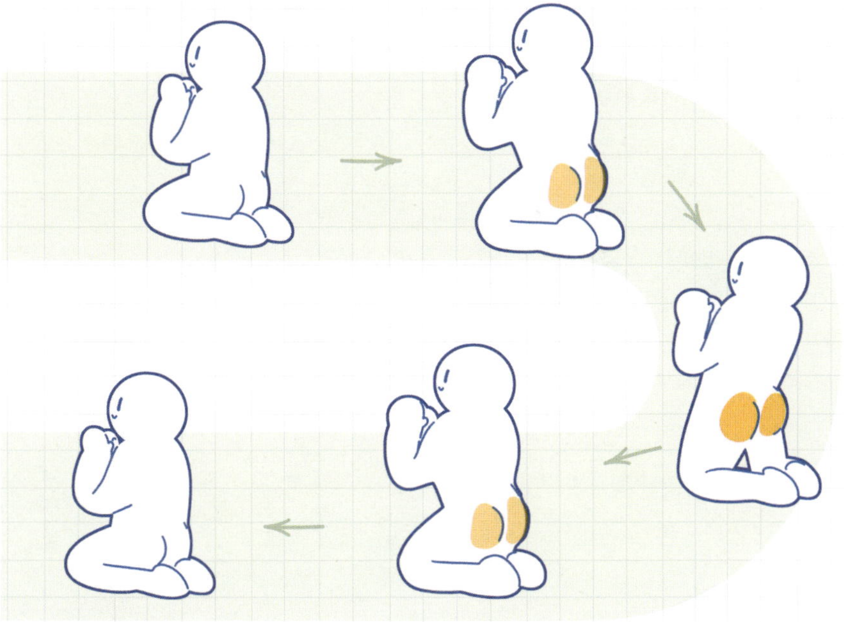

1. 跪姿深蹲

动作要领：跪坐在床上，双手握拳置于胸前，核心收紧，不要塌腰。臀部驱动发力推动身体，屈髋向后坐，伸髋微微夹臀，慢下快起，坚持50秒。

这个动作可以锻炼整个臀部，特别是上臀。

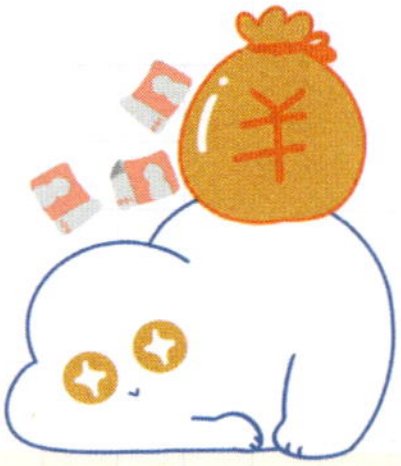

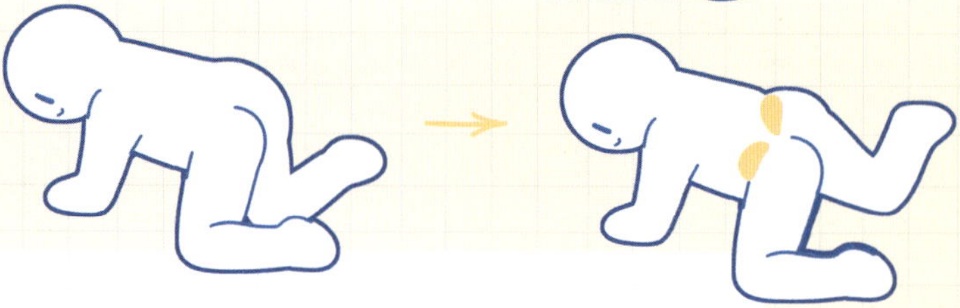

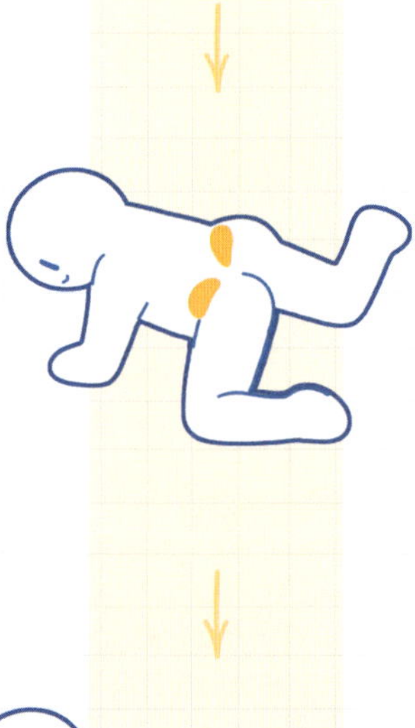

2. 跪姿后抬腿

动作要领：跪趴在床上，两手臂、大腿与床垂直，核心收紧，屈膝向后抬腿。抬腿时感受脚尖向上牵拉的力度，不要塌腰。蹬腿时呼气，收腿时吸气。

每侧 45 次，做 2 组。

这个动作可以锻炼臀部，提拉臀线，改善臀部下垂。

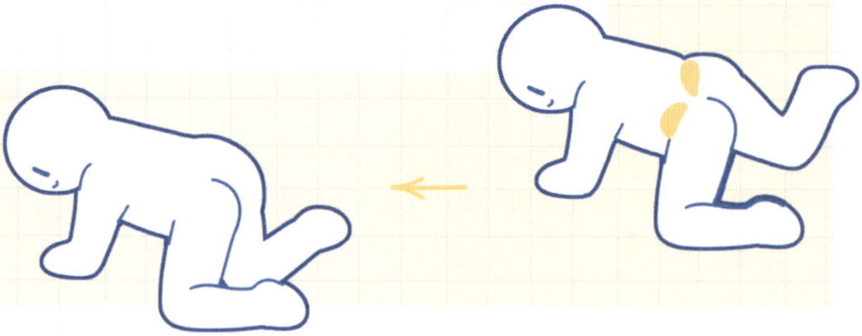

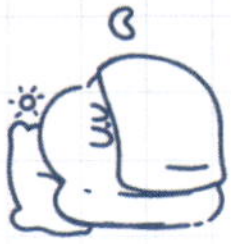

3. 动态臀桥

动作要领：仰躺于床上，腰部贴紧床，双脚踩床，与肩同宽。腹部核心收紧，大腿后侧肌肉向上提收紧，将臀部抬起至大腿与身体呈一条直线。保持 3 秒，缓慢落下，回到起始位置。

每组 45 次，做 2 组。

这个动作可以锻炼下臀部，实现翘臀。

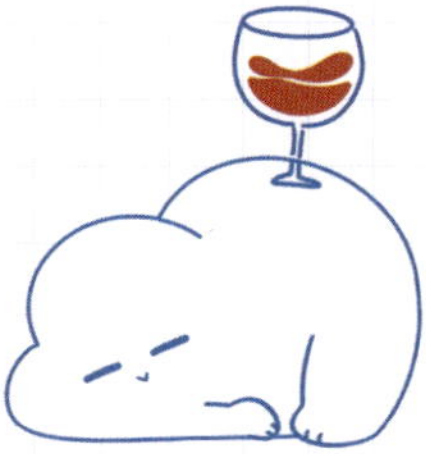

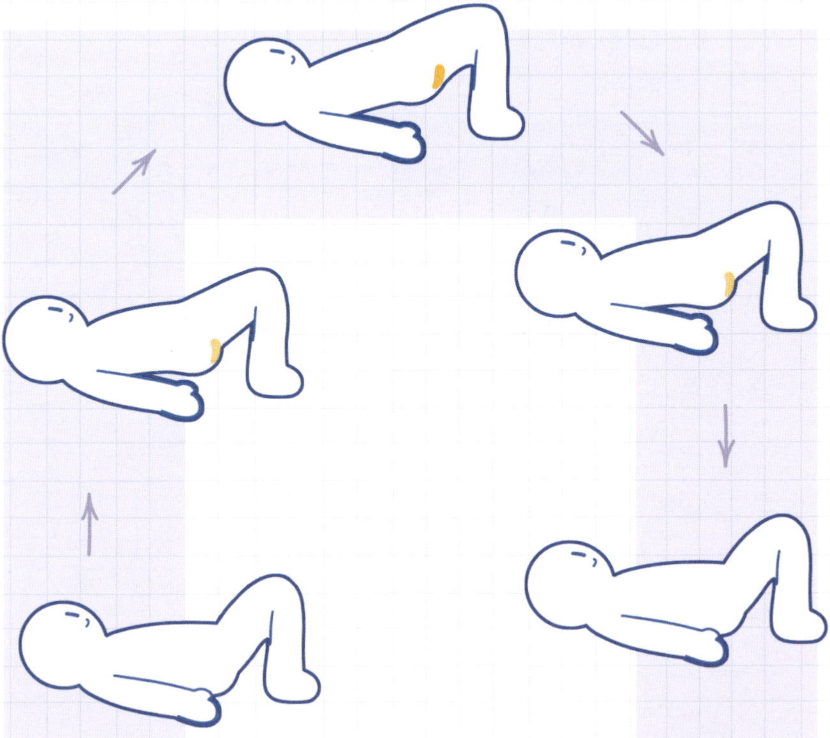

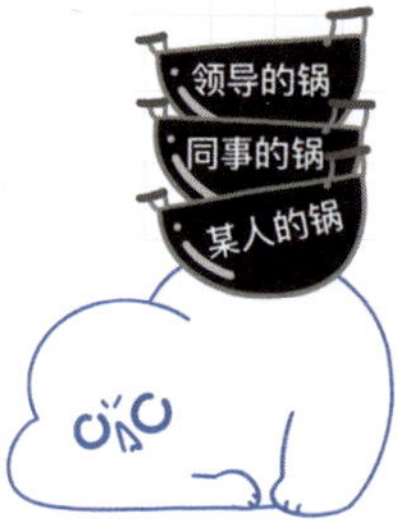

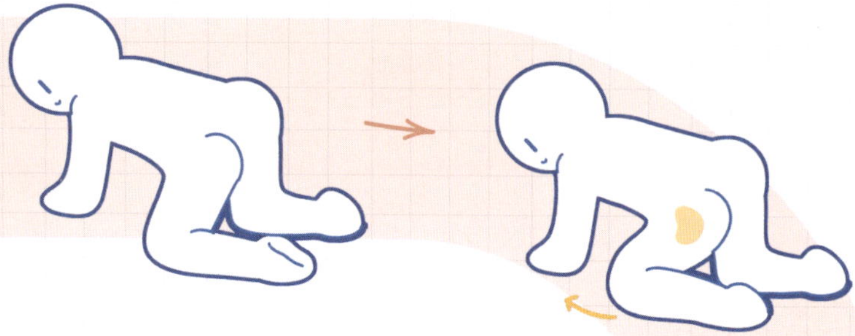

4. 跪姿侧踢

动作要领：跪趴于床上，双手双膝打开与肩同宽。收紧核心，呼气时将左大腿向左侧抬起，感受臀部外侧的挤压感，吸气时缓慢回落。

每侧 15 次，做 3~5 组。

这个动作可以锻炼侧臀，改善臀部凹陷。

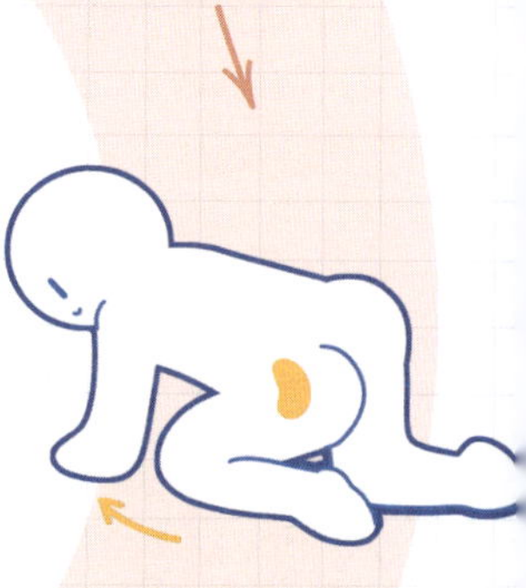

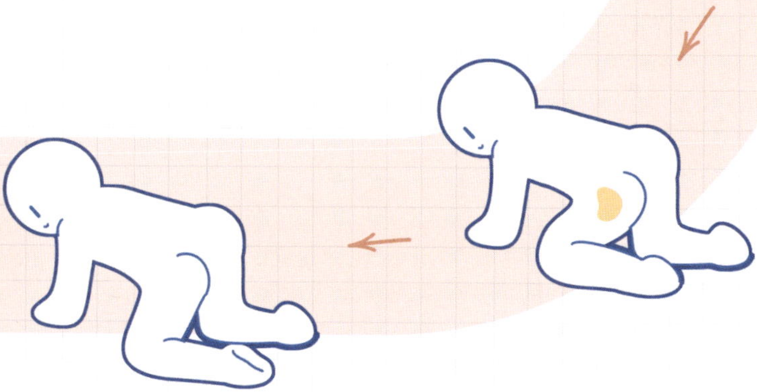

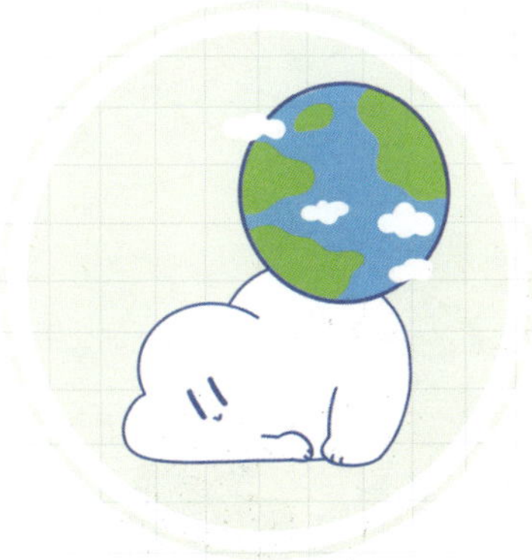

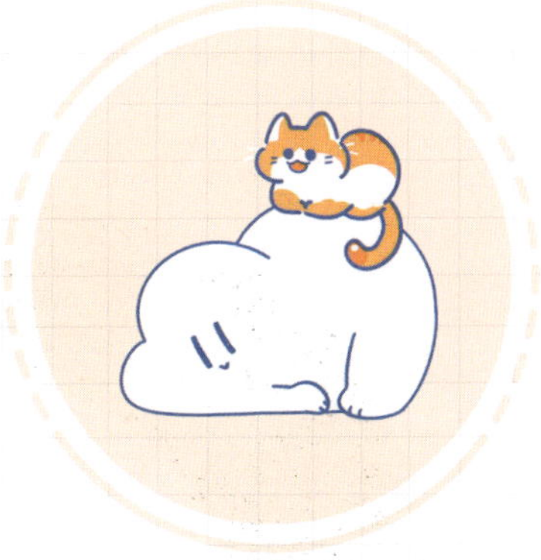

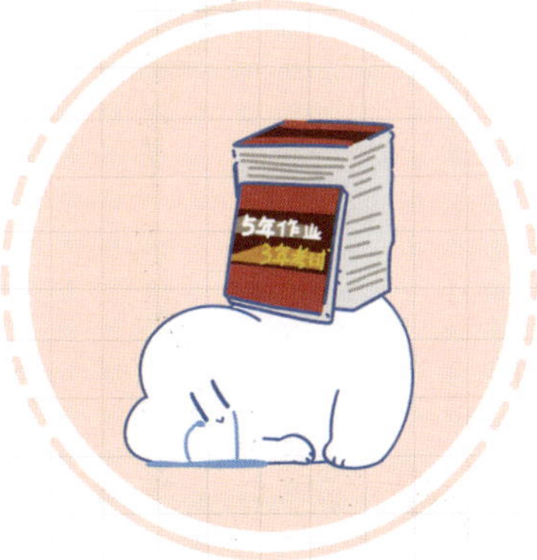
5年作业

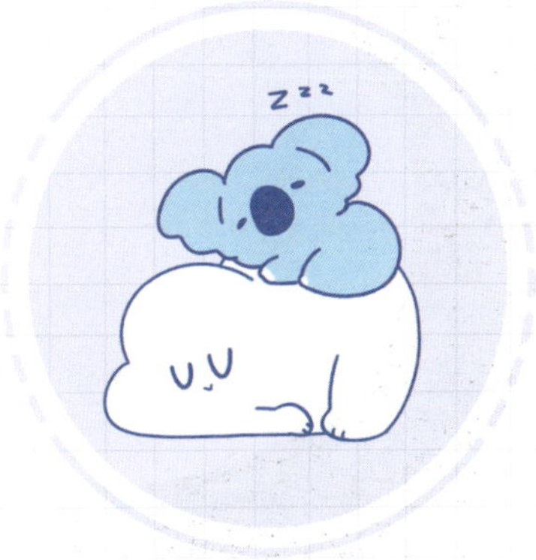
z z z

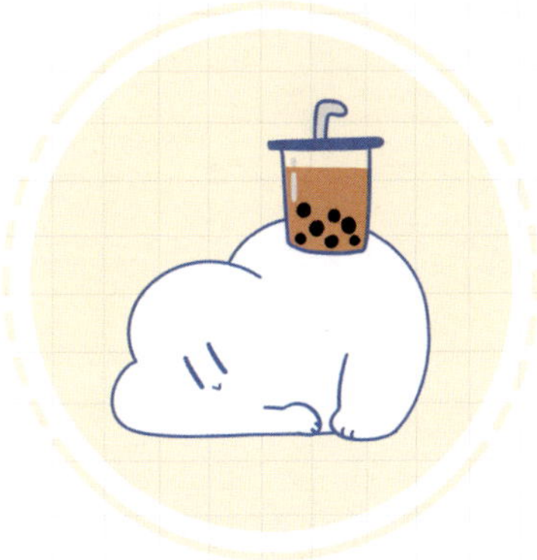

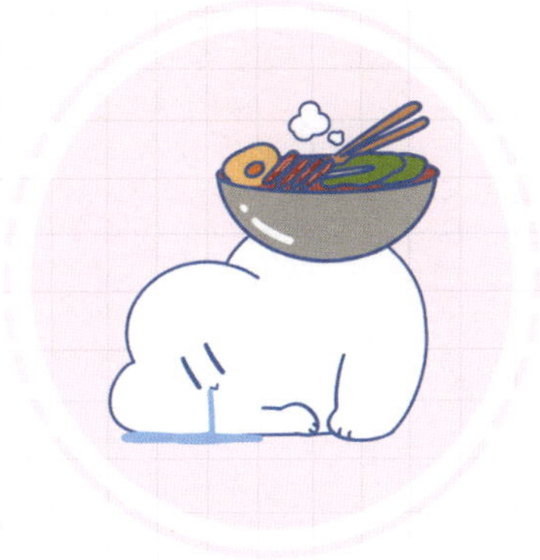

第45件事 靠墙站

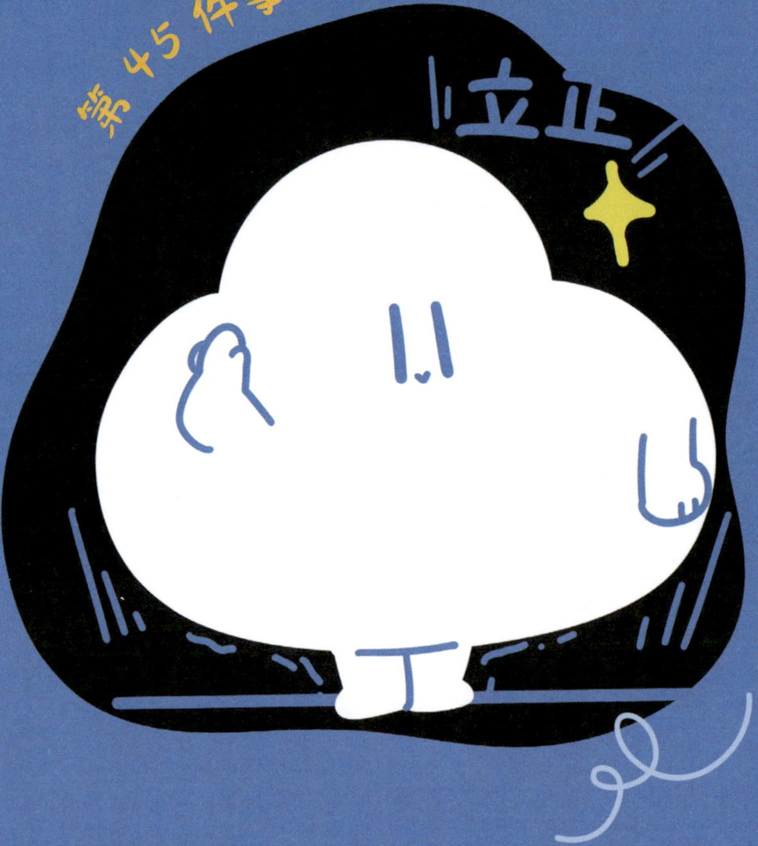

今晚睡睡云给大家分享一个不仅能矫正体态，还能提升气质的动作。

快来跟我一起解锁模特们都在偷偷练习的动作吧！

"三贴四隔，下巴微收"

1. 三贴：后脑勺、肩膀、臀部贴墙面。

2. 四隔：颈椎、后腰、膝盖窝、脚后跟距墙 3~5 厘米。

3. 下巴微收：与地面平行。

每天坚持 10~15 分钟，一周后可以明显改善体态，提升气质，而且还有助于排便。

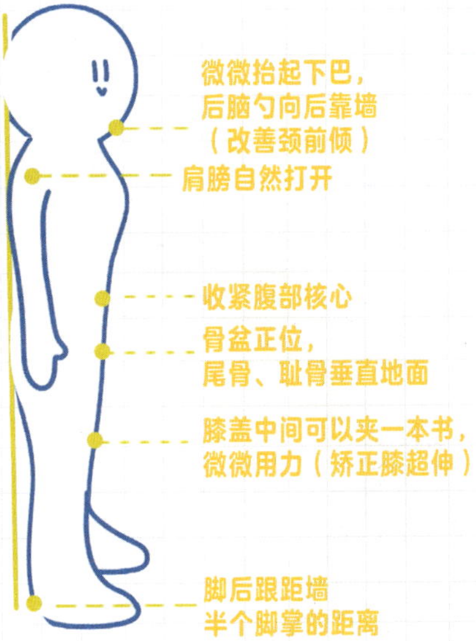

在日常生活中，长期保持错误的贴墙姿势，可能会导致腿形越来越不好看。以下是错误姿势演示，大家应尽量避免。

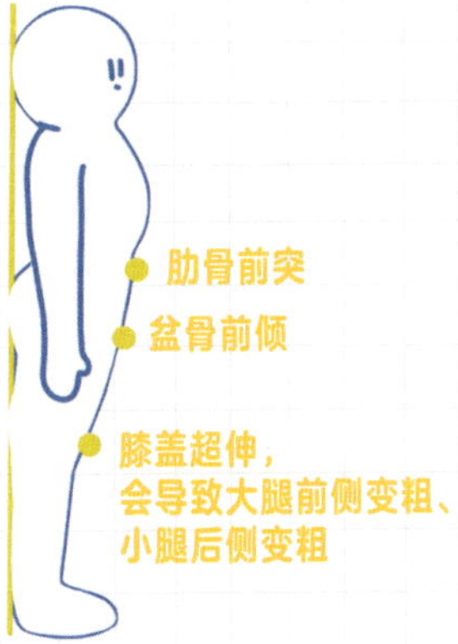

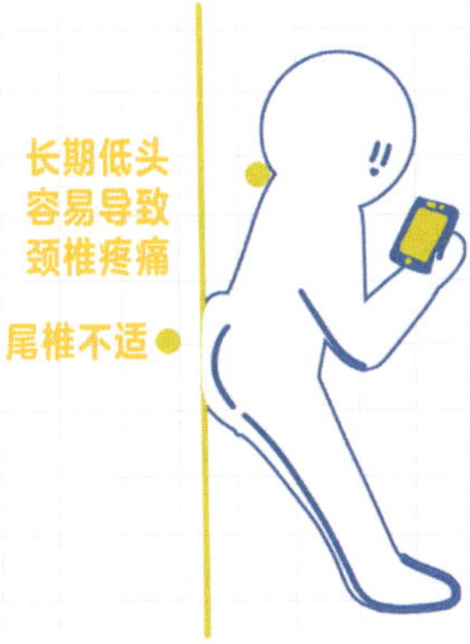

第46件事 “躺平版”八段锦

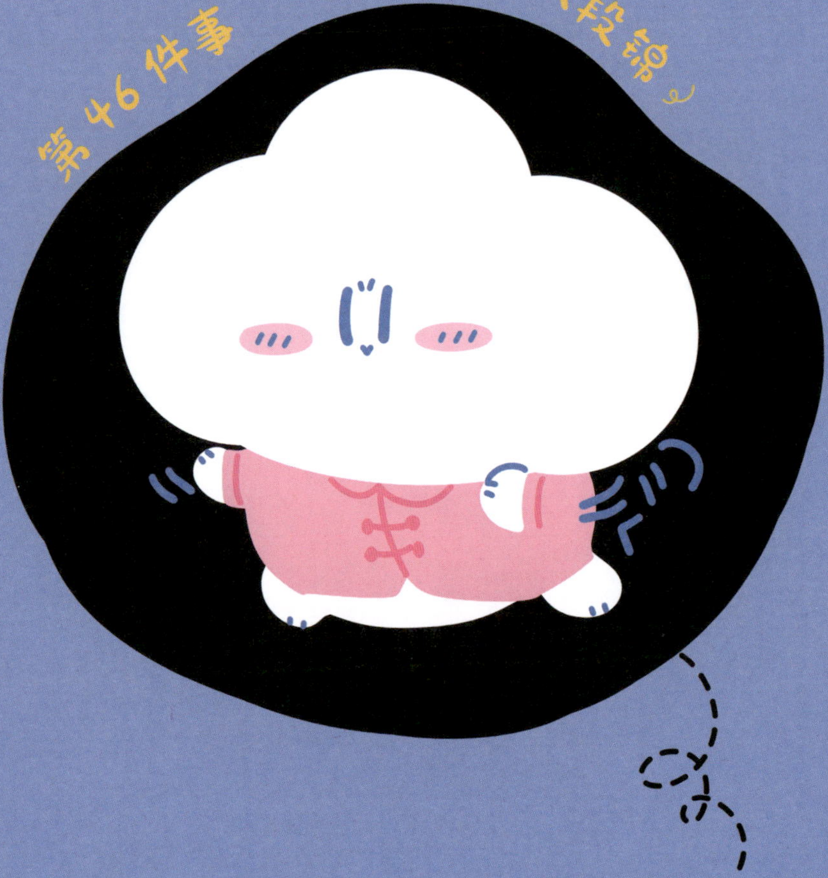

睡前10分钟练习“躺平版”八段锦，轻松养生，练出健康的身体！

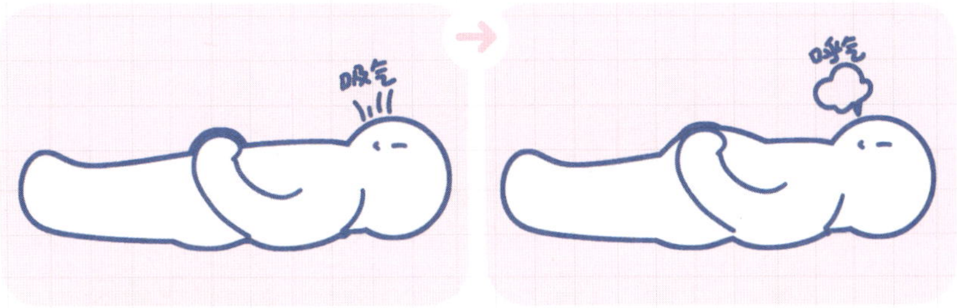

1. 顺逆呼吸畅气机

动作要领：吸气时，腹部内收。呼气时，隆起下腹。
反复交替 1 分钟。
这个动作可以凝气静心，调理气机。

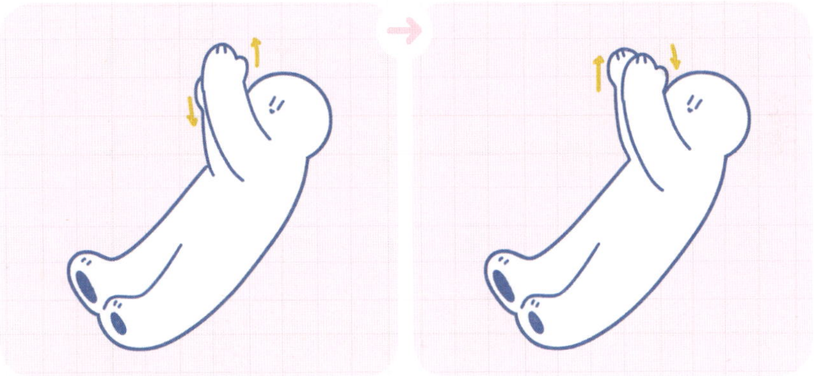

2. 掌心互搓行血脉

动作要领：抬起手臂垂直于身体。搓热掌心，摩擦 30 秒。
这个动作可以刺激手部穴位和经络，促进气血运行。

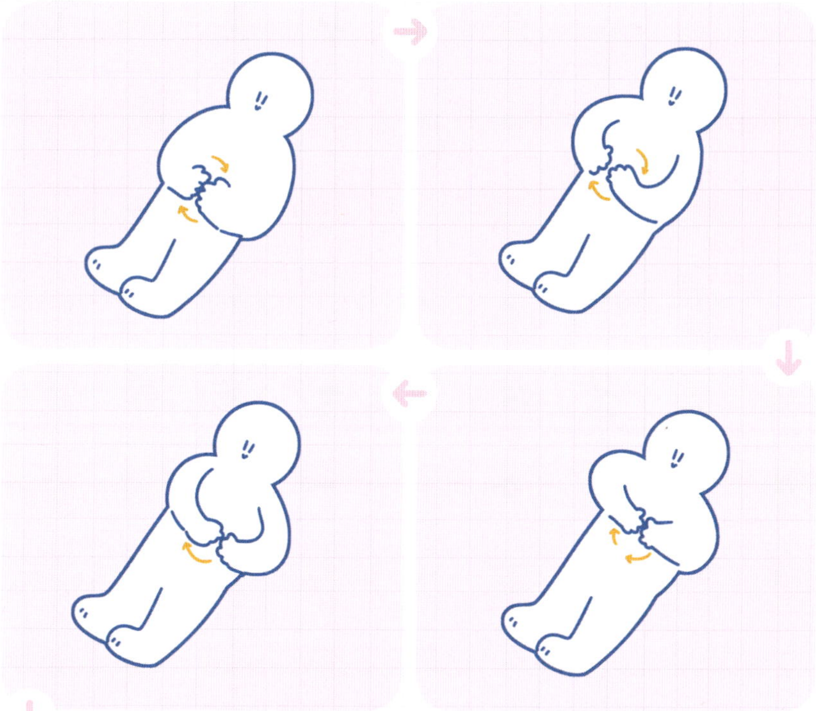

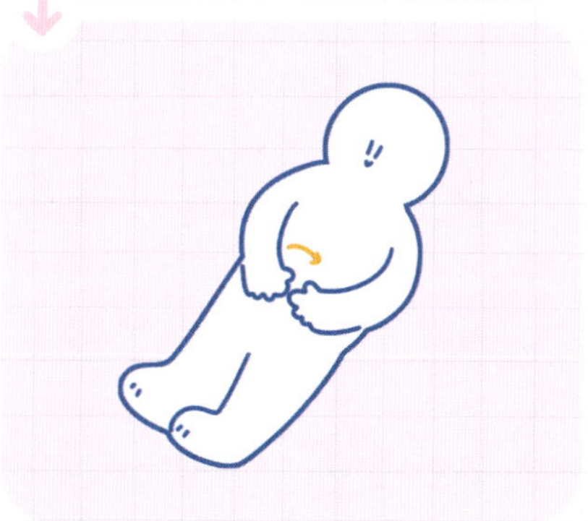

3. 调理肠胃需摩腹

动作要领：以肚脐为中心，顺时针揉腹 30 秒。

这个动作不仅可以健脾通气，还能够改善便秘。

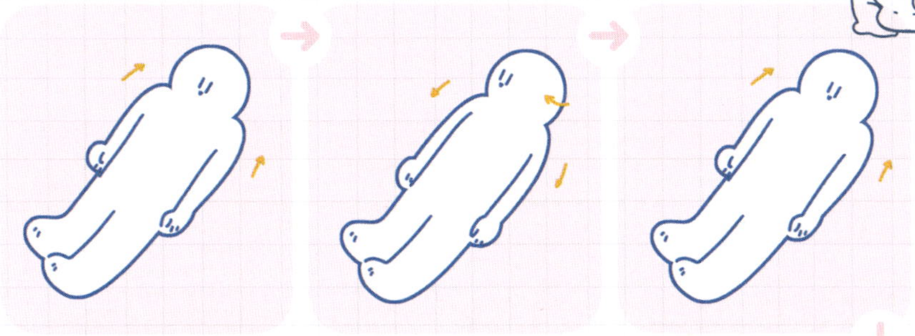

4. 微撼天柱祛七伤

动作要领：双手自然放在身体两侧，提肩。头向右看，同时落肩，提肩的同时头回正。落肩的同时向左看。

连续做 1 分钟。

这个动作可以刺激大椎穴，锻炼肩颈，缓解疲劳和肩颈不适。

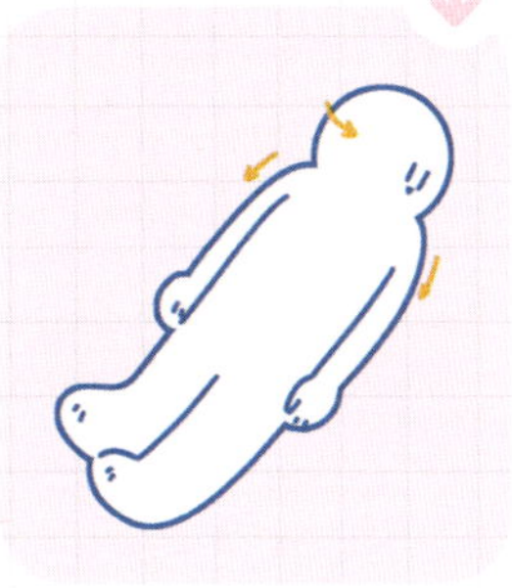

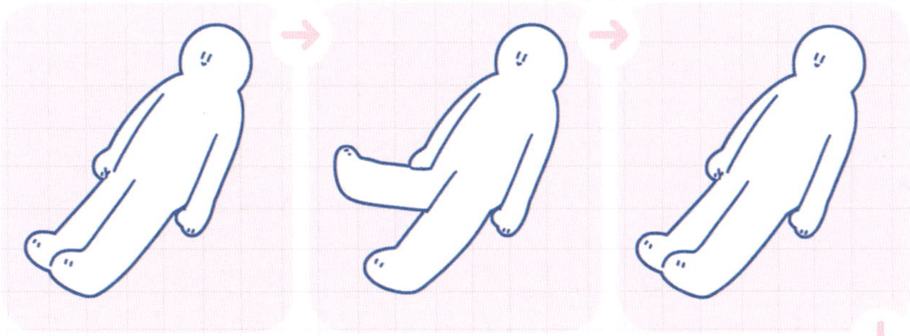

5. 屈膝钩攀舒筋骨

动作要领：腰部贴紧于床。两腿伸直，交替抬起。

连续做 1 分钟。

这个动作不仅可以舒展筋骨，还可以锻炼关节的灵活性。

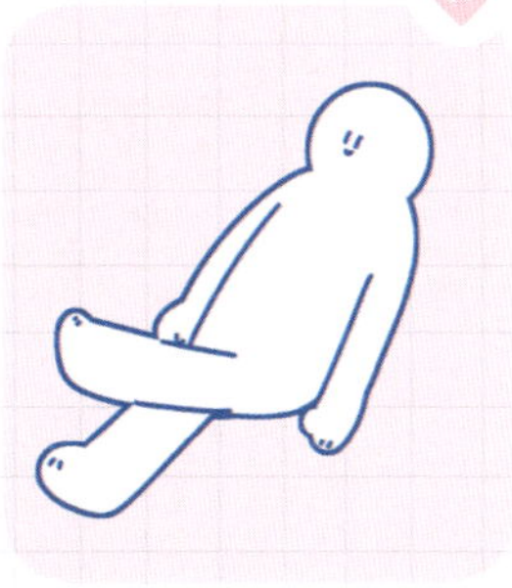

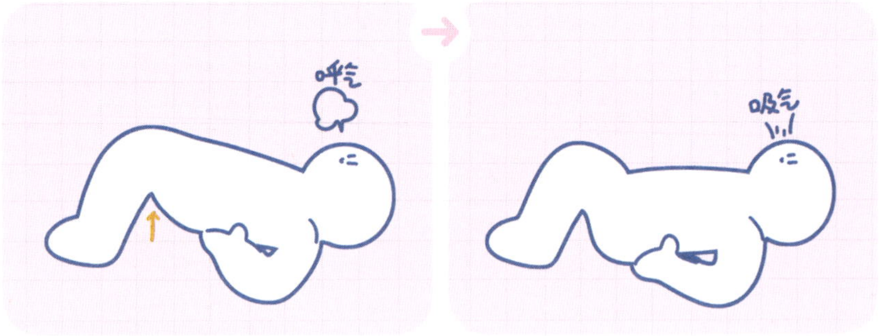

6. 伸腰引肾利阴阳

动作要领：双腿屈膝，双手扶髋。呼气，臀部向上抬，吸气肋骨向下压，慢慢回落。

连续做 30 秒。

这个动作可以通调督脉，提升阳气。

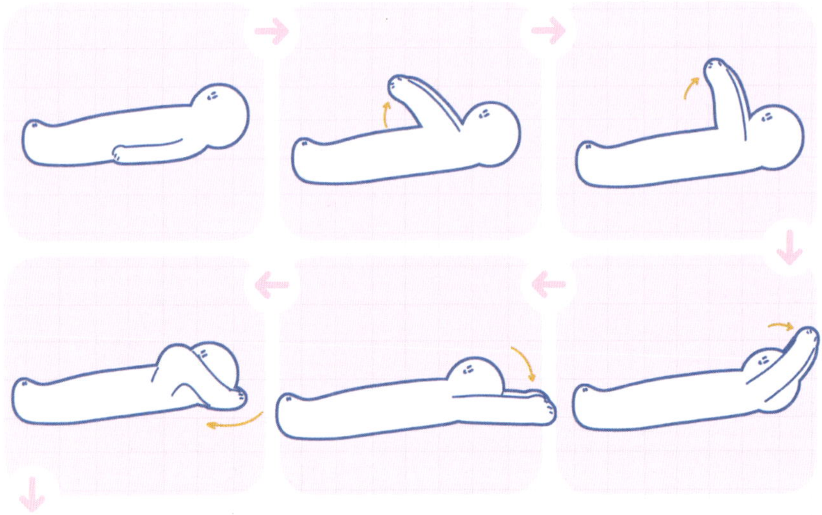

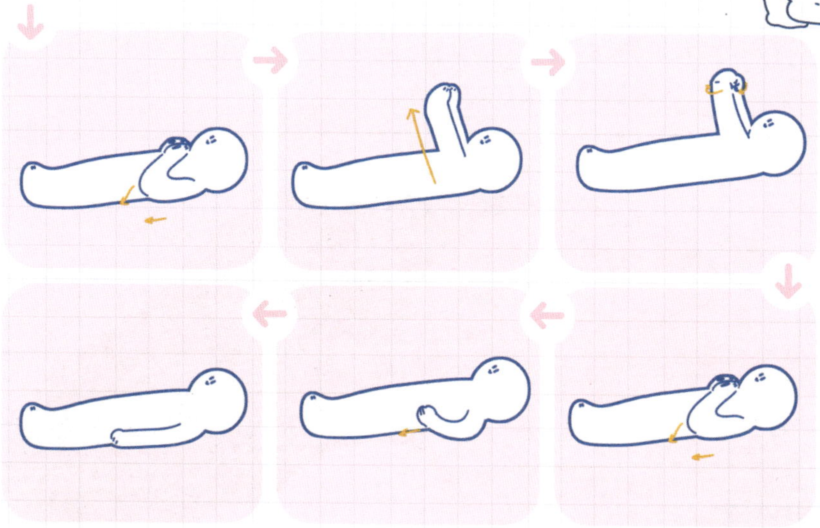

7. 展臂推掌行气力

动作要领：双手慢慢抬到头顶，沿着头两侧回落到胸前，然后向上推掌。旋转腕部，握拳回到肩膀，双手自然沿着身体两侧归位。

连续做 1 分钟。

这个动作可以锻炼肩颈，促进血液循环。

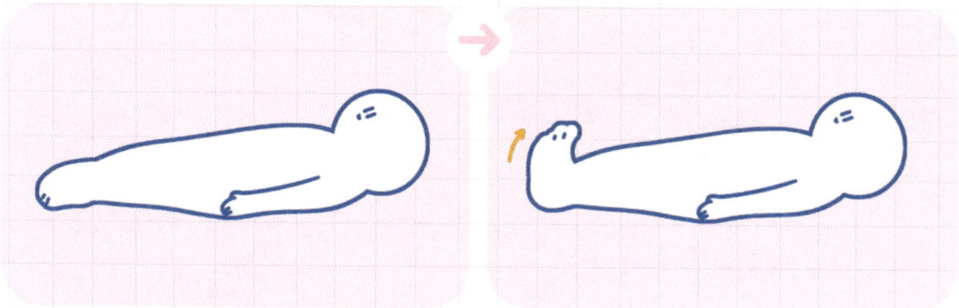

8. 足背屈伸定心神

动作要领：绷直脚背，脚尖向下压。回勾脚尖，反复交替。

连续做 1 分钟。

这个动作可以疏通经脉，宁心安神。

第47件事 建立自己的边界

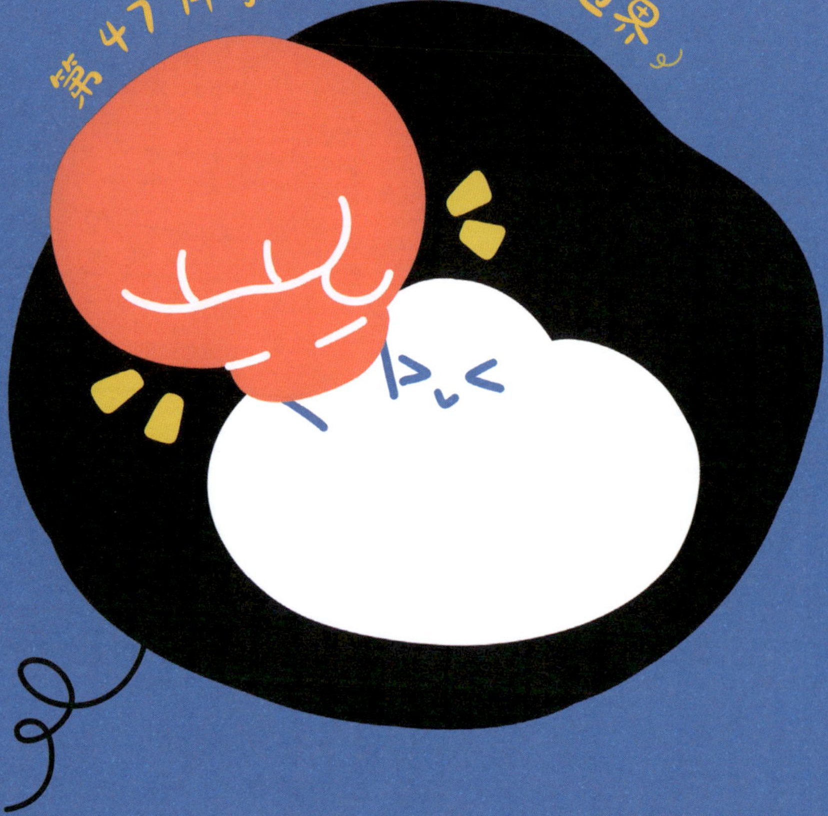

以前的你可能性格软弱、讨好别人、害怕拒绝他人、敏感多疑……

学会建立自己的边界，学会适当温柔得体的反击，反而容易获得尊重与欣赏。

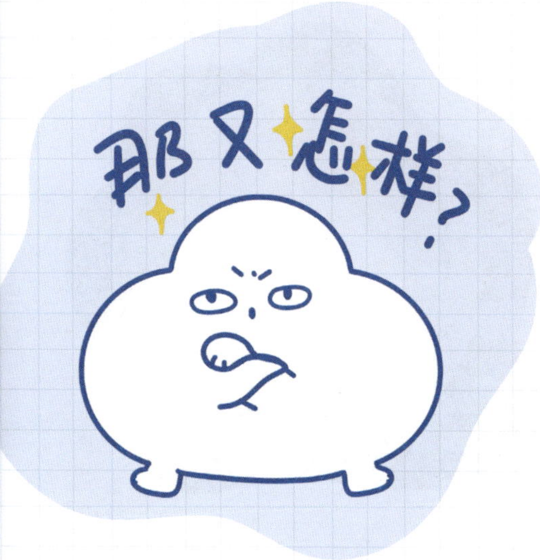

1. 不要害怕冲突和尴尬

如果别人的语言或者行为让你感到冒犯，请你在第一时间怼回去。

【技巧】

在与对方对话中，不需要顺着他的思路说太多内容，只需要不断地进行反问。或者把问题抛给对方，让对方回答你的问题，只要你敢发问，最后尴尬的就是对方。

2. 学会拒绝

当别人找你帮忙，你不想做的时候可以找各种托词拒绝，语气要坚定，不要支支吾吾，这并不是你的错。

【技巧】

拒绝时，不要看对方的反应，要用一种没有商量余地的语气拒绝对方。

不要怕被人讨厌，要敢于说出来维护自己的底线，不要企图从他人身上找认同感。

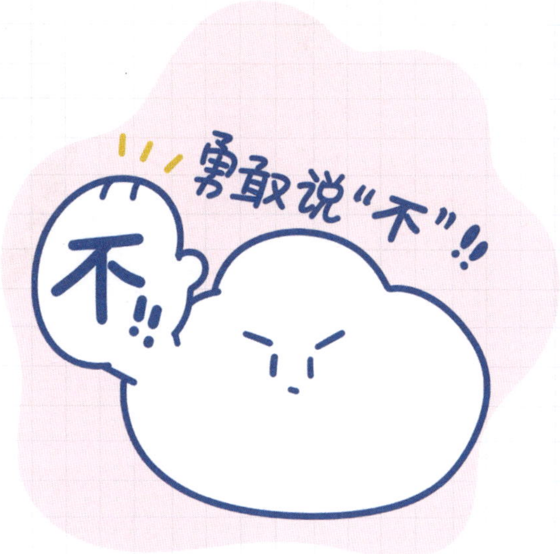

3. 多关注自己的感受

当你经不住别人苦苦哀求帮别人做了事情之后，最后难受的是自己。还可能因为自己犹豫的态度，给对方心里留下疙瘩。所以，多关注自己的感受，少迎合别人。

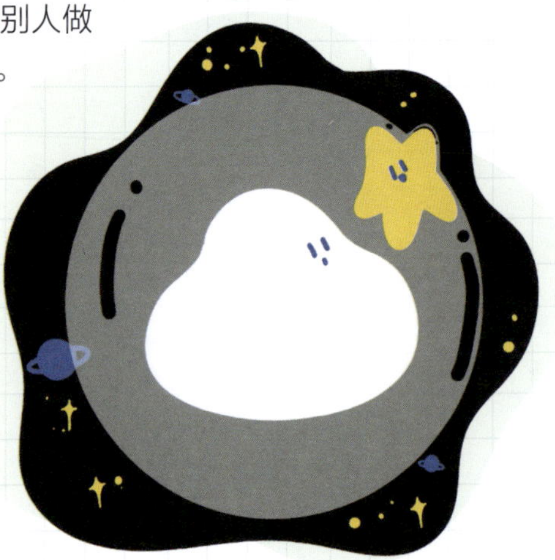

【技巧】

让自己不舒服的第一时间，请坚决拒绝，因为明确的拒绝要比模糊的犹豫不决更加积极，会给别人留下有原则和底线的印象。

4. 管理好自己的情绪

当在不得已的情况下与他人发生冲突时，管理好情绪，稳定的情绪是最好的反击。

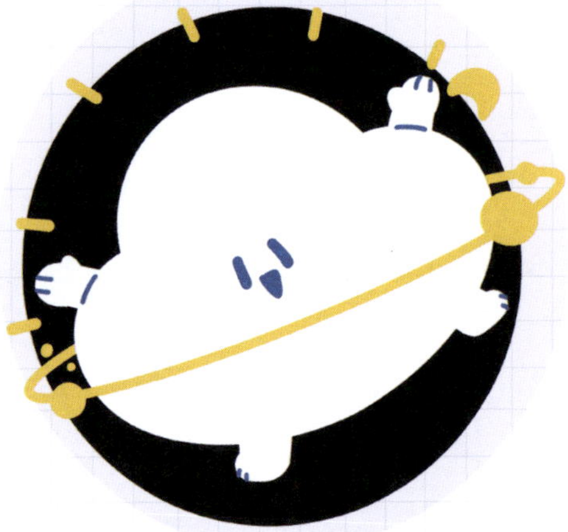

【技巧】

以自己为中心，不要因为别人的一句话影响自己的心态。

建立边界感并不代表咄咄逼人，
你可以说话很慢、很温柔，
但话语中要让别人感受到你的坚定和原则，
以及你内心的力量。

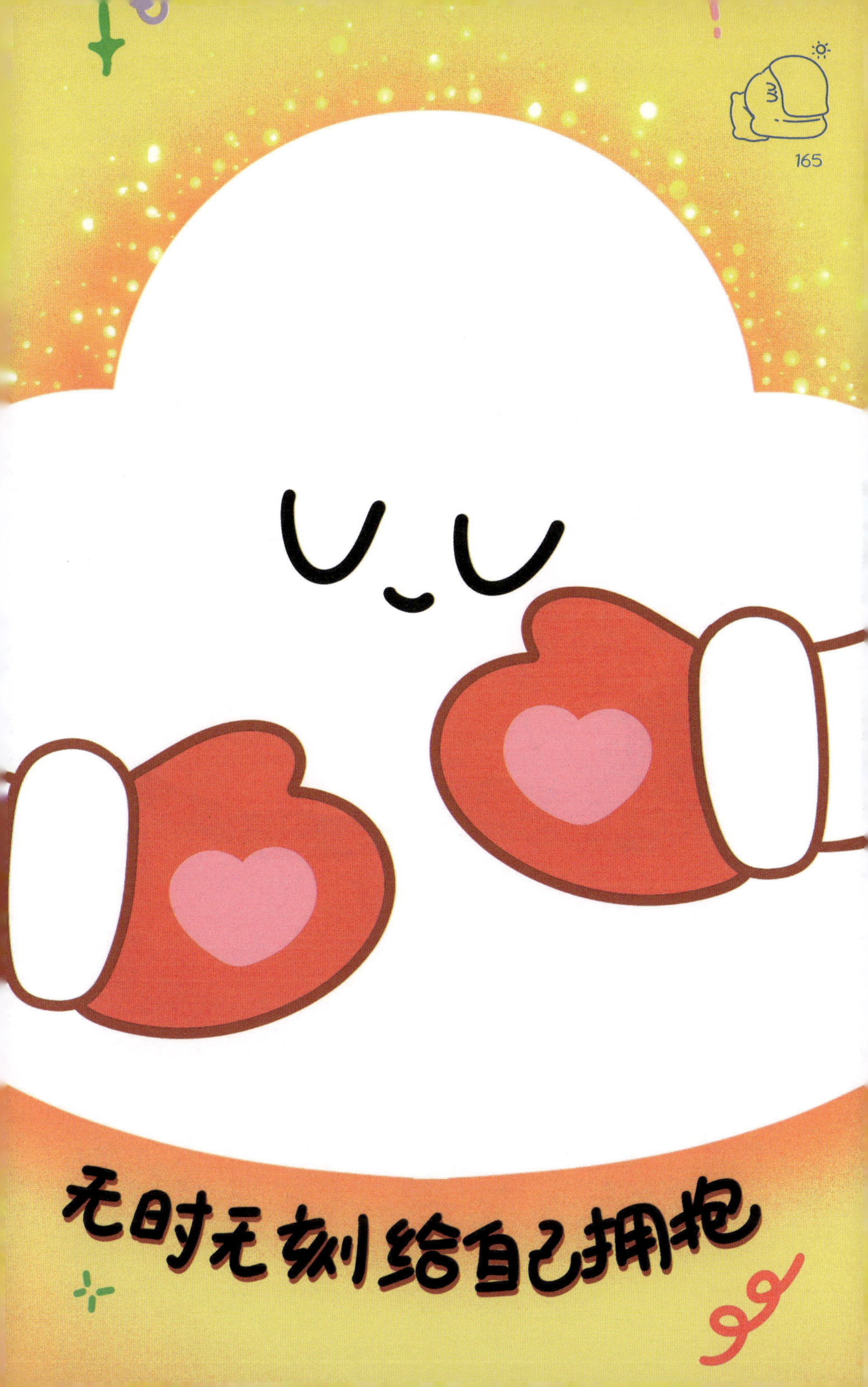
无时无刻给自己拥抱

第48件事 “三抓操”

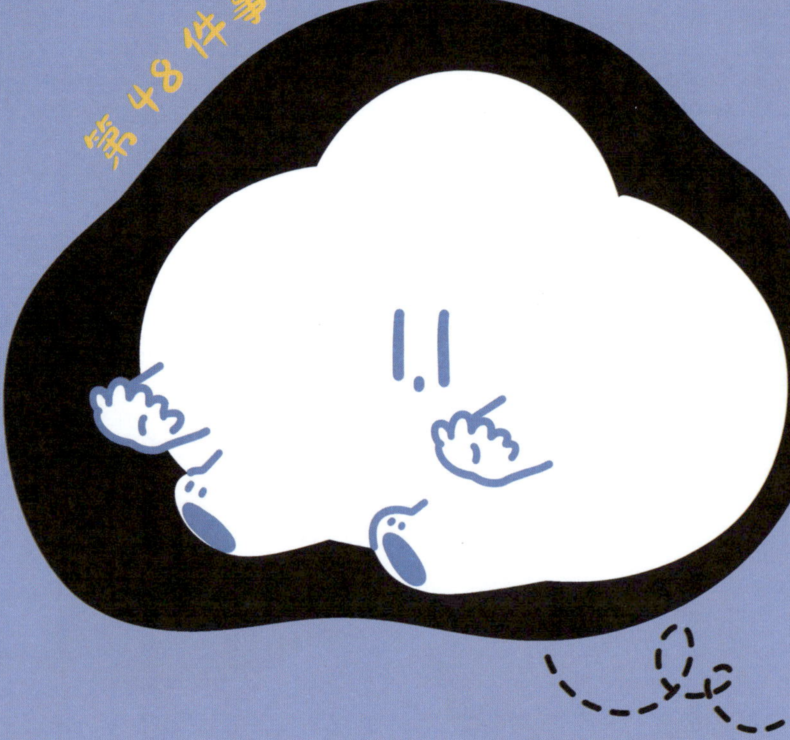

“三抓操”是一系列放松手部的动作，不仅可以帮助身体放松，减少因长时间使用电子产品或进行手部劳动而累积的压力和疲劳，还可以让你晚上睡得更香。

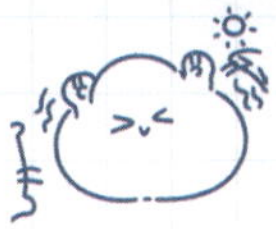

1. 满手抓

动作要领：手指张开，然后紧握成拳头，尽可能用力，再张开。

重复做 20~30 次。

这个动作可以促进手部血液循环，对于长时间使用电脑和手机导致的手部疲劳和酸痛有一定的缓解作用。

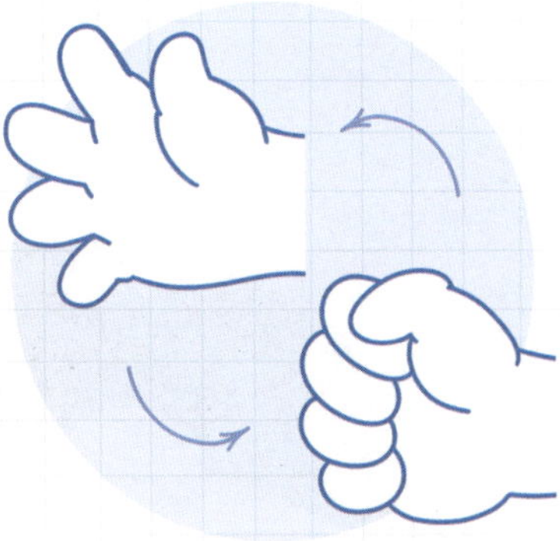

2. 半手抓

动作要领：手指张开，然后半握拳，尽可能用力，再张开。

重复做 20~30 次。

这个动作有助于增强手指的灵活性和协调性，提高手指的细微动作控制能力。

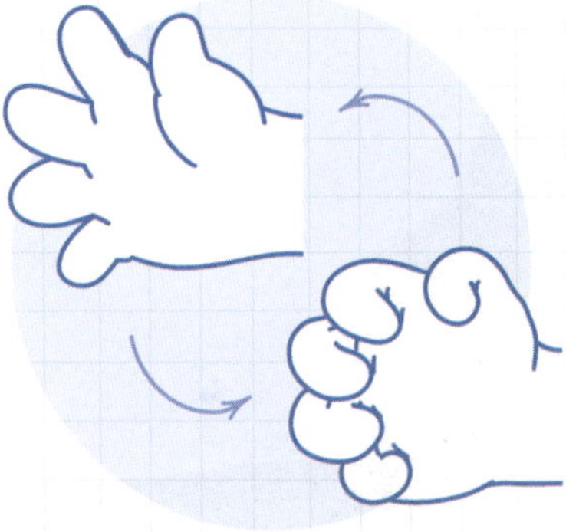

3. 固手抓

动作要领：手指张开，然后四指将大拇指藏住握拳，再张开。

重复做 20~30 次。

对于经常需要用手拿重物或进行精确操作的人来说，固手抓可以帮助提高握持和操作的稳定性。

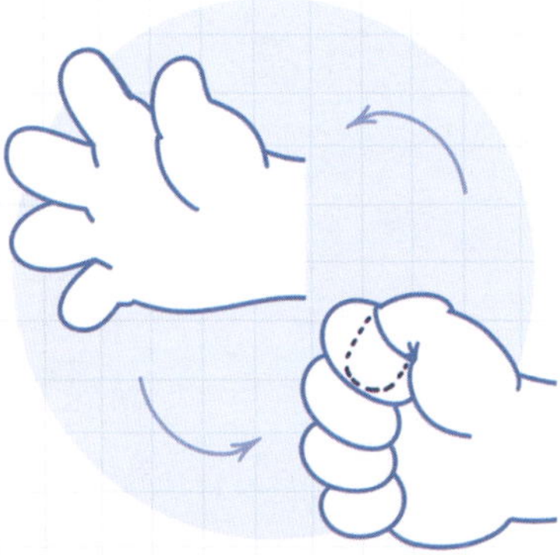

Tips 第一次尝试的小伙伴要适度用力，小心手抽筋。

第49件事 床边“挂一挂”

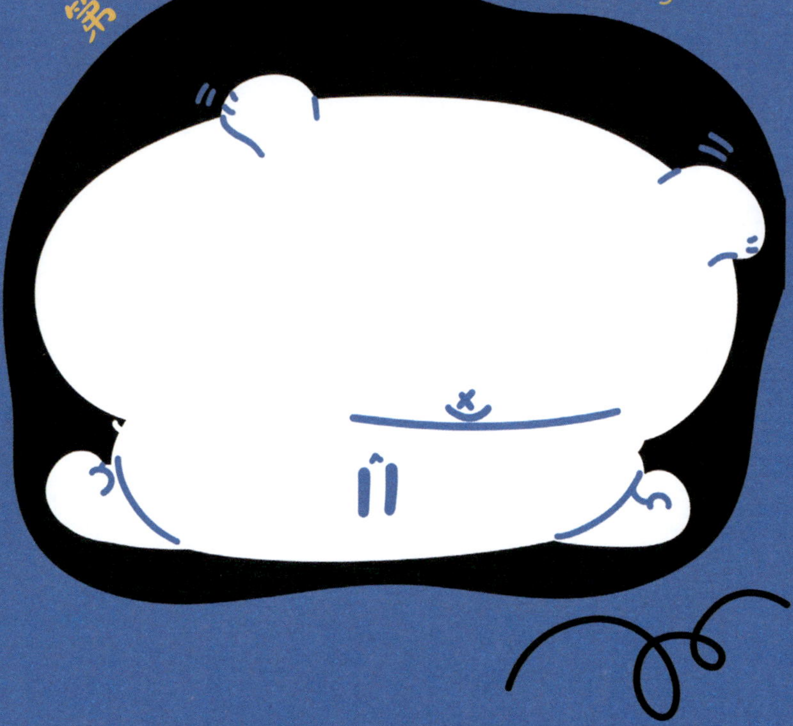

晚上洗完头、敷面膜的时候，可以练个非常简单的床上瑜伽：在床边伸展手臂倒挂一会儿。

这个动作可以拉伸肩胸部，改善颈纹和富贵包，促进面部的血液循环。

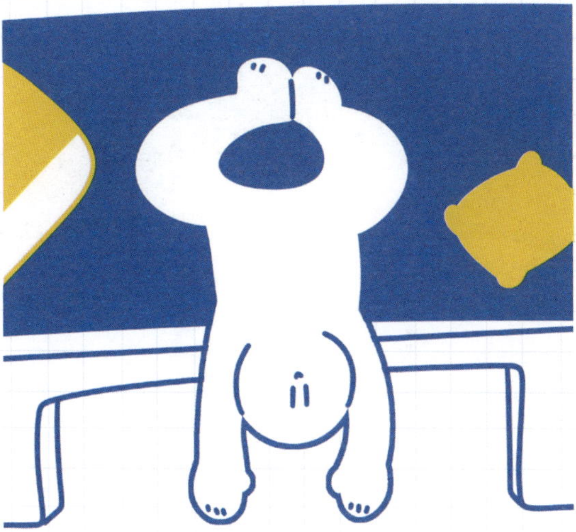

动作要领

1. 两脚脚心相抵，肩部往上部位倒挂在床边。

2. 手臂自然伸展，也可在脑后抱臂拉伸。

坚持 30~60 秒，完成后要慢慢恢复到身体的自然状态。

Tips 根据自身情况练习，腰部和颈椎有病理性不适者，不建议做此动作。如果出现头晕情况请立即停止做这个动作。

第50件事 拯救下颌线

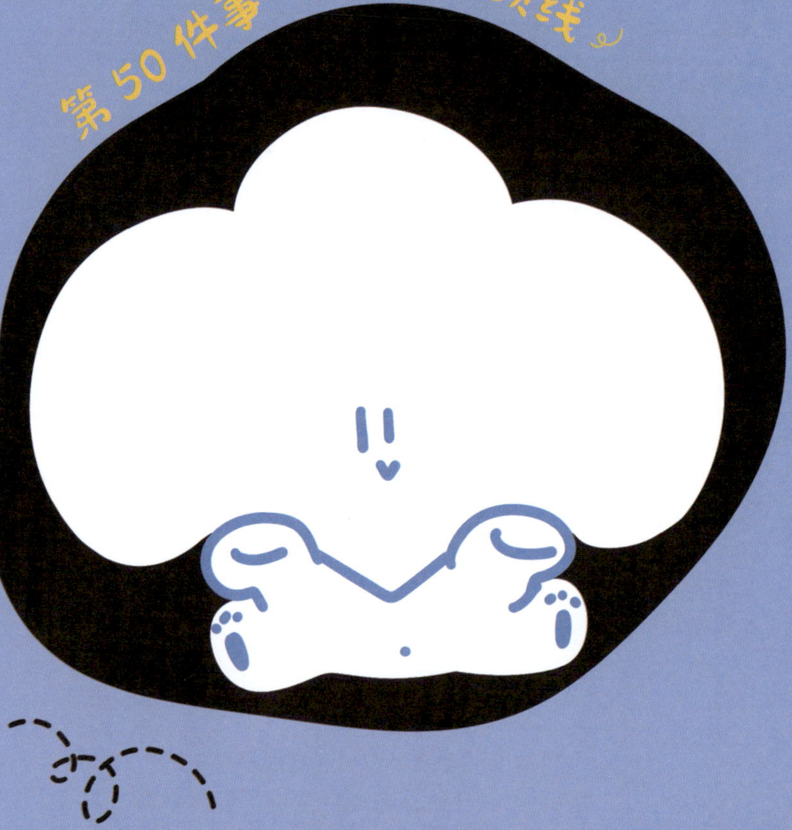

请收下这份瘦脸指南，拯救下颌线！

睡前练一练！消灭双下巴！

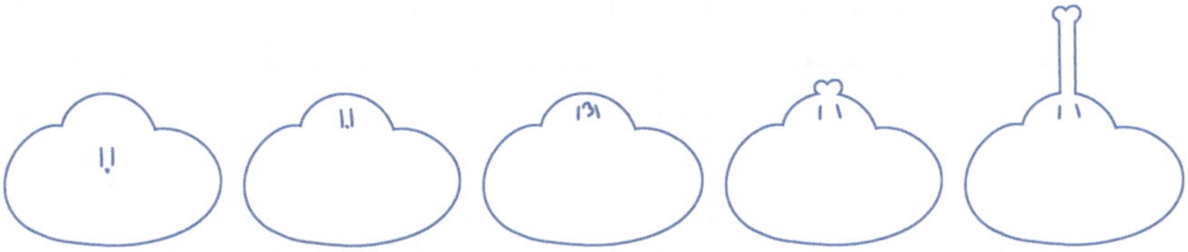

1. 抬头亲吻天花板

动作要领：缓慢抬头，尽量仰起脖子。将嘴唇向上伸出，像要亲吻天花板一样。保持这个姿势 20 秒，感受下巴和颈部的拉伸。

这个动作可以有效拉伸颈部和下巴的肌肉，有助于提升下颌的紧致度。

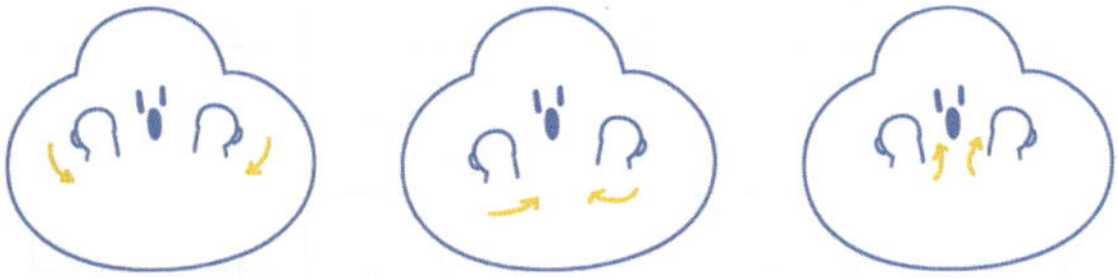

2. 按摩咬肌

动作要领：双手握拳，轻轻按摩两侧的咬肌（颧骨下方，靠近耳朵的位置）。按摩过程中保持嘴巴张开，按摩 20 秒。

这个动作可以放松咬肌，减少面部肌肉紧张，塑造更流畅的下颌线。

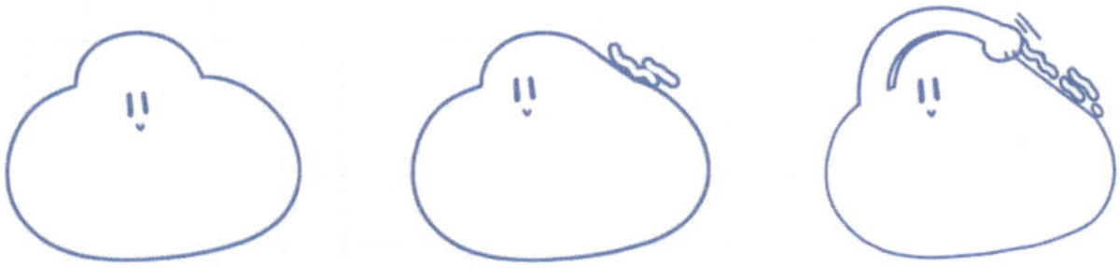

3. 拉伸胸锁乳突肌

动作要领：将头抬起后，慢慢向右侧倾斜，感受左侧颈部的拉伸。用右手轻轻放在头的左侧，加深拉伸。

保持这个姿势 20 秒，然后换另一侧重复同样的动作 20 秒。

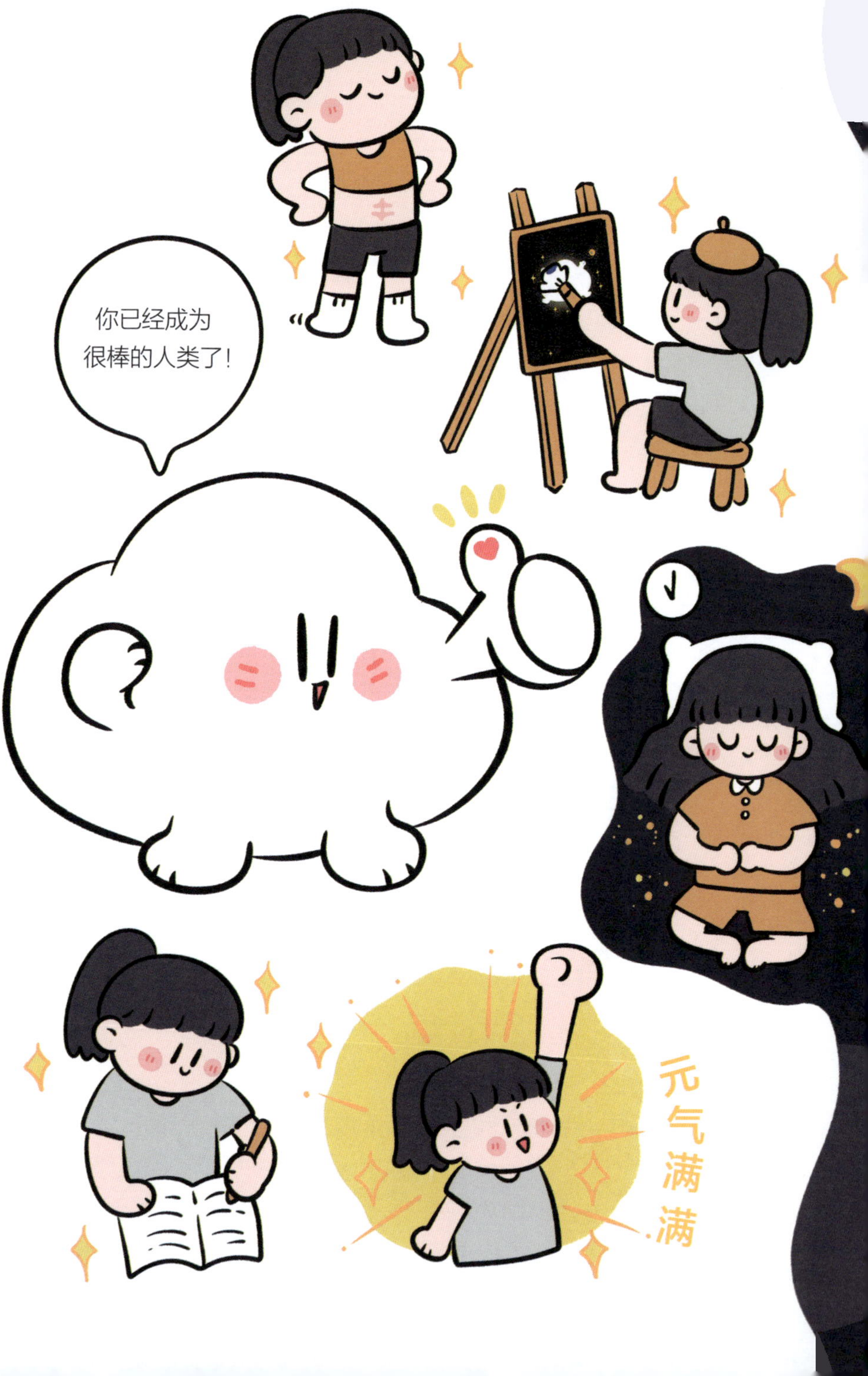
你已经成为
很棒的人类了!
元气满满

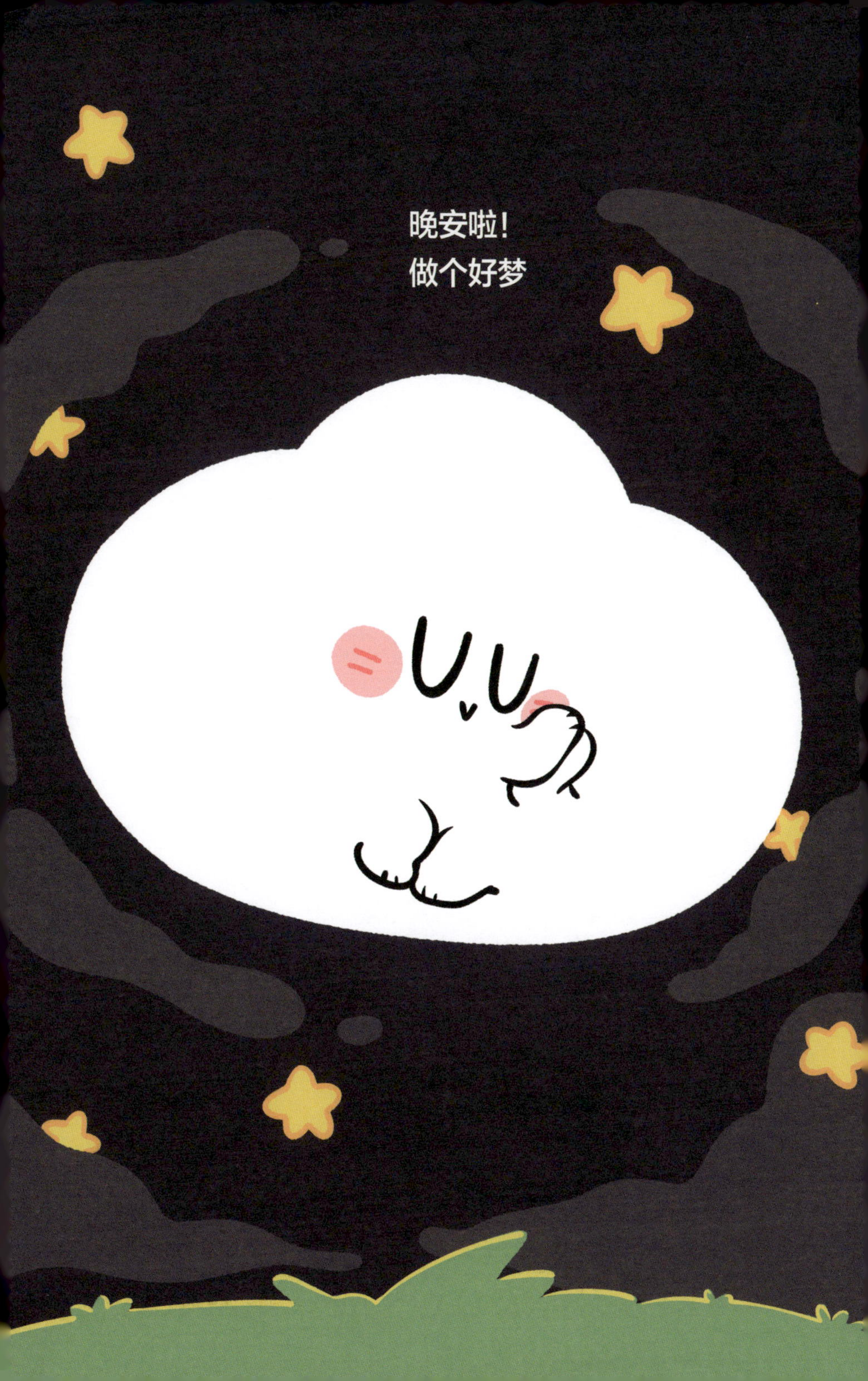
晚安啦！
做个好梦

睡前写写画画

图书在版编目（CIP）数据

睡前疗愈指南：除了玩手机还可以做的50件事 / 睡睡云绘著. -- 北京：中国轻工业出版社，2025. 6.

ISBN 978-7-5184-5442-6

I. R338.63-62

中国国家版本馆CIP数据核字第2025NH6702号

责任编辑：瀚　文

策划编辑：瀚　文　　责任终审：高惠京　　整体设计：董　雪

排版制作：梧桐影　　责任校对：朱燕春　　责任监印：张　可

出版发行：中国轻工业出版社（北京鲁谷东街 5 号，邮编：100040）

印　　刷：北京博海升彩色印刷有限公司

经　　销：各地新华书店

版　　次：2025年6月第1版第2次印刷

开　　本：880 × 1230　1/32　印张：5.5

字　　数：200千字

书　　号：ISBN 978-7-5184-5442-6　定价：56.00元

邮购电话：010−85119873

发行电话：010−85119832　　010−85119912

网　　址：http://www.chlip.com.cn

Email: club@chlip.com.cn

251023S6C102ZBW

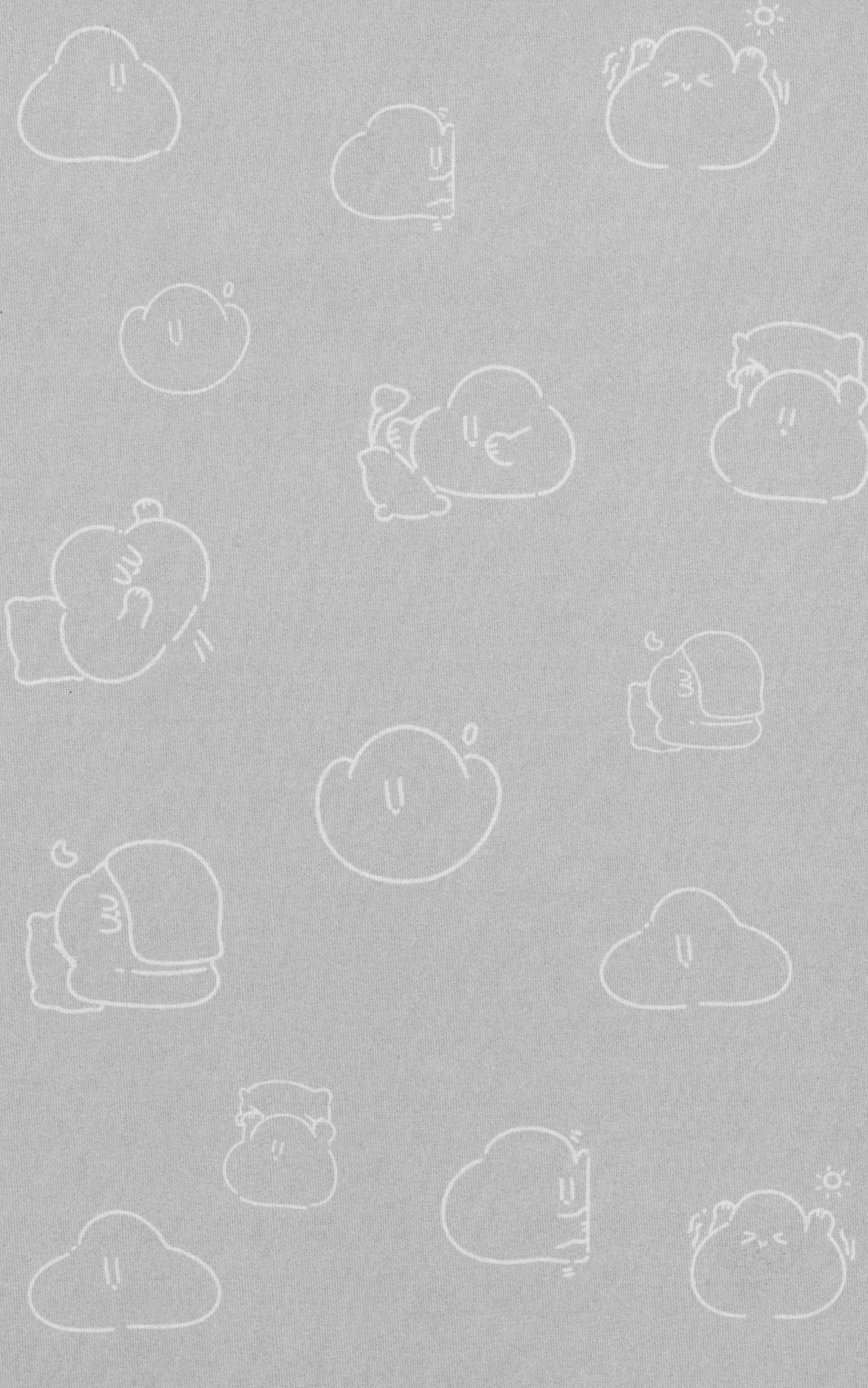

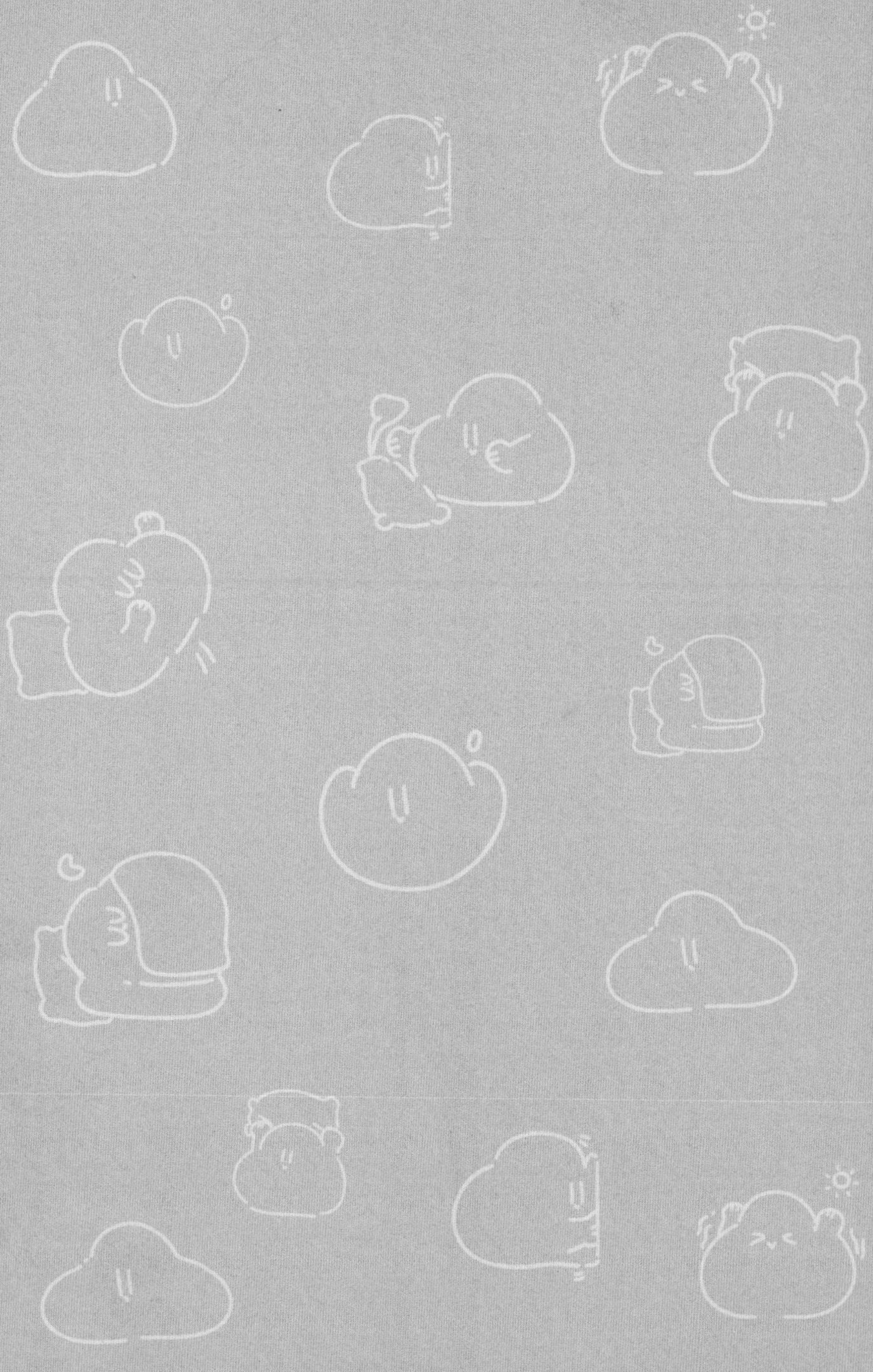